高等职业院校学生专业技能抽查标准与题库丛书

药　　学

涂　冰　刘　汉　任旻琼　等编著

湖南大学出版社

内 容 简 介

本书是高等职业院校学生专业技能抽查标准与题库丛书中药学专业部分。全书分药学专业技能抽查标准和药学专业技能抽查题库两部分。药学专业学生专业技能抽查标准设置为基础模块、药学服务、制剂生产与检验、药品营销四个模块，共147个典型专业技能。要求学生能按照企业的操作规范独立完成，并体现良好的职业精神与职业素养。药学专业学生专业技能抽查题库设置为基础模块、药学服务、制剂生产与检验、药品营销四个模块，共127道试题，涵括147个技能点。

本书可作为药学专业学生技能抽查学习用书，也可以作为药学相关企业对从业人员进行技能培训使用。

图书在版编目（CIP）数据

药学/涂冰，刘汉，任旻琼等编著. —长沙：湖南大学出版社，2018.8（2021.1重印）

（高等职业院校学生专业技能抽查标准与题库丛书）

ISBN 978-7-5667-0890-8

Ⅰ.①药… Ⅱ.①涂… ②刘… ③任… Ⅲ.①药物学 Ⅳ.①R9

中国版本图书馆CIP数据核字（2015）第147818号

高等职业院校学生专业技能抽查标准与题库丛书

药 学

YAOXUE

编　　著：	涂　冰　刘　汉　任旻琼　等
责任编辑：	罗素蓉　殷小秋
印　　装：	长沙市昱华印务有限公司
开　　本：	787 mm×1092 mm　1/16　印张：11.75　字数：286千
版　　次：	2018年8月第2版　印次：2021年1月第3次印刷
书　　号：	ISBN 978-7-5667-0890-8
定　　价：	35.00元
出 版 人：	李文邦
出版发行：	湖南大学出版社
社　　址：	湖南·长沙·岳麓山　邮　编：410082
电　　话：	0731-88822559(营销部)，88821691(编辑室)，88821006(出版部)
传　　真：	0731-88822264(总编室)
网　　址：	http://www.hnupress.com
电子邮箱：	pressluosr@hnu.edu.cn

版权所有，盗版必究

图书凡有印装差错，请与营销部联系

高等职业院校学生专业技能抽查标准与题库丛书
编 委 会

主 任 委 员： 邹文辉
副主任委员： 郭建国　郭荣学
委　　　员：（按姓氏笔画排名）
　　　　　　王江清　支校衡　李大平　朱日红　刘显泽
　　　　　　刘洪宇　刘　婕　李梓楠　张　建　陈焕文
　　　　　　周芳友　姚和芳　翁兴旺　袁维坤　龚声武
　　　　　　舒底清　翟惠根

本册主要研究与编著人员

涂　冰（常德职业技术学院）　　　　　刘　汉（常德职业技术学院）
任旻琼（常德职业技术学院）　　　　　谭　敏（常德职业技术学院）
佘金明（常德职业技术学院）　　　　　刘宗华（常德职业技术学院）
王宪庆（常德职业技术学院）　　　　　王玉霞（常德职业技术学院）
王　威（常德职业技术学院）　　　　　谢显珍（常德职业技术学院）
刘宏伟（常德职业技术学院）　　　　　肖　玥（常德职业技术学院）
曹立群（常德职业技术学院）　　　　　魏　来（常德职业技术学院）
陈　靖（常德职业技术学院）　　　　　杨栋梁（湖南科技职业学院）
周金彩（湖南科技职业学院）　　　　　兰立新（湖南化工职业技术学院）
叶云华（湖南食品药品职业学院）　　　王晓娟（湖南食品药品职业学院）
凌伯勋（岳阳职业技术学院）　　　　　陈双秀（岳阳职业技术学院）
李亚贵（邵阳职业技术学院）　　　　　蒋爱民（永州职业技术学院）
王文渊（永州职业技术学院）　　　　　蔡岳华（湖南环境生物职业技术学院）
戴文建（湖南环境生物职业技术学院）　吴梅青（湘潭职业技术学院）
陈　斌（湖南中医药高等专科学校）　　肖汉族（湖南金健药业有限责任公司）
郭　伟（洞庭药业股份有限公司）　　　易志红（康尔佳药业集团）
李　春（三金集团湖南三金制药有限责任公司）　吴健民（康普药业股份有限公司）
杨祖平（常德市医药行业协会）　　　　贺云彪（常德市食品药品检验所）

总 序

当前，我国已进入深化改革开放、转变发展方式、全面建设小康社会的攻坚时期。加快经济结构战略性调整，促进产业优化升级，任务重大而艰巨。要完成好这一重任，不可忽视的一个方面，就是要大力建设与产业发展实际需求及趋势要求相衔接、高质量有特色的职业教育体系，特别是大力加强职业教育基础能力建设，切实抓好职业教育人才培养质量工作。

提升职业教育人才培养质量，建立健全质量保障体系，加强质量监控监管是关键。这就首先要解决"谁来监控"、"监控什么"的问题。传统意义上的人才培养质量监控，一般以学校内部为主，行业、企业以及政府的参与度不够，难以保证评价的真实性、科学性与客观性。而就当前情况而言，只有建立起政府、行业（企业）、职业院校多方参与的职业教育综合评价体系，才能真正发挥人才培养质量评价的杠杆和促进作用。为此，自2010年以来，湖南职教界以全省优势产业、支柱产业、基础产业、特色产业特别是战略性新兴产业人才需求为导向，在省级教育行政部门统筹下，由具备条件的高等职业院校牵头，组织行业和知名企业参与，每年随机选取抽查专业、随机抽查一定比例的学生。抽查结束后，将结果向全社会公布，并与学校专业建设水平评估结合。对抽查合格率低的专业，实行黄牌警告，直至停止招生。这就使得"南郭先生"难以再在职业院校"吹竽"，从而倒逼职业院校调整人、财、物力投向，更多地关注内涵和提升质量。

要保证专业技能抽查的客观性与有效性，前提是要制订出一套科学合理的专业技能抽查标准与题库。既为学生专业技能抽查提供依据，同时又可引领相关专业的教学改革，使之成为行业、企业与职业院校开展校企合作、对接融合的重要纽带。因此，我们在设计标准、开发题库时，除要考虑标准的普适性，使之能抽查到本专业完成基本教学任务所应掌握的通用的、基本的核心技能，保证将行业、企业的基本需求融入标准之外，更要使抽查标准较好地反映产业发展的新技术、新工艺、新要求，有效对接区域产业与行业发展。

湖南职教界近年探索建立的学生专业技能抽查制度，是加强职业教育质量监管，促进职业院校大面积提升人才培养水平的有益尝试，为湖南实施全面、客观、科学的职业教育综合评价迈出了可喜的一步，必将引导和激励职业院校进一步明确技能型人才培养的专业定位和岗位指向，深化教育教学改革，逐步构建起以职业能力为核心的课程体系，强化专业实践教学，更加注重职业素养与职业技能的培养。我也相信，只要我们坚持把这项工作不断完善和落实，全省职业教育人才培养质量提升可期，湖南产业发展的竞争活力也必将随之更加强劲！

是为序。

郭开朗
2011年10月10日于长沙

目 次

第一部分 药学专业技能抽查标准

一、适用专业与对象 ··· 1
二、专业技能基本要求 ··· 1
  模块一 　基础模块 ··· 2
  模块二 　药学服务 ··· 7
  模块三 　制剂生产与检验 ··· 19
  模块四 　药品营销 ·· 28
三、专业技能抽查方式 ··· 32
四、参考标准与规范 ·· 34

第二部分 药学专业技能抽查题库

模块一 　基础模块题库 ·· 36
模块二 　药学服务题库 ·· 73
模块三 　制剂生产与检验题库 ·· 110
模块四 　药品营销题库 ··· 147
后　记 ·· 179

第一部分　药学专业技能抽查标准

一、适用专业与对象

1. 适用专业

本标准适用于高职药学专业(630301)。

2. 适用对象

高等职业院校三年一期全日制在籍学生。

二、专业技能基本要求

药学专业学生专业技能抽查标准设置为基础模块、药学服务、制剂生产与检验、药品营销四个模块,共147个典型专业技能。要求学生能按照企业的操作规范独立完成,并体现良好的职业精神与职业素养。

基础模块包括中国药典的查阅、容量仪器的洗涤、容量仪器的校正、电子天平的使用、玻璃量器的使用、一定物质的量浓度溶液的配制、一定质量浓度溶液的配制、溶液的稀释、基准物质标定滴定液、已知浓度溶液标定滴定液、阳离子的鉴别、阴离子的鉴别、注射液酸碱度的测定、有机化合物的萃取、有机化合物的重结晶、进入洁净区前洗手更衣、药物中水分的测定、装量/重量差异检查、显微镜的使用、临时装片的制作、养生中药鉴别、药品说明书的阅读、药学信息检索共23个典型专业技能。

药学服务模块包括处方分析、处方调配、高血压的疾病认知、一线降压药的用药指导、高血压的健康教育、心绞痛的疾病认知、抗心绞痛药的用药指导、硝酸酯类药的药品介绍、心绞痛的健康教育、急性肠炎的疾病认知、急性肠炎的用药指导、急性肠炎的健康教育、消化性溃疡的疾病认知、抗消化性溃疡药的用药指导、抗HP感染的药疗方案的制定、消化性溃疡的健康教育、普通感冒的疾病认知、普通感冒的用药指导、普通感冒的健康教育、支气管哮喘的疾病认知、支气管哮喘的用药指导、支气管哮喘的健康教育、糖尿病的疾病认知、胰岛素的用药指导、口服降糖药的用药指导、糖尿病的健康教育、甲亢的疾病认知、抗甲状腺药的用药指导、甲亢的健康教育、手足癣的疾病认知、手足癣的用药指导、手足癣的健康教育、荨麻疹的疾病认知、荨麻疹的用药指导、荨麻疹的健康教育、口腔溃疡的疾病认知、口腔溃疡的用药指导、口腔溃疡的健康教育、青光眼的疾病认知、青光眼的用药指导、青光眼的健康教育、抗感染药的分类、抗感染药的用药指导、抗感染药的合理应用、维生素类药的分类、维生素类药的用药指导、需维生素类药人群的健康教育、矿物质类药的分类、矿物质类药的用药指导、需矿物质类药人群的健康教育、药物剂型的选择、栓剂的使用指导、泡腾片的使用指导、特殊人群的分类、儿童用药指导、老年人用药指导、药品不良反应的分类和特点、药品不良反应监测和报告、盐酸环丙沙星不良反应监测、青霉素不良反应监测、特殊药品的分类、麻醉药品的管理与使用、常用精神药品的管理与使用、投诉的分类、投诉应对、填写药店顾客意见及投诉受理卡共66个典型专业技能。

制剂生产与检验模块包括物料的粉碎、物料的筛分、物料的混合、全自动胶囊填充机的指认、胶囊剂装量差异检查、制粒、物料的干燥、整粒、颗粒剂粒度检查、生产记录填写、旋转压片机(ZP35B)冲模的拆卸与安装、压片、片剂脆碎度检查、片剂崩解时限检查、炼蜜、塑制法制丸、物料的水浴加热、滴丸的滴制、栓剂的注模、软膏剂乳剂型基质制备、软膏剂药物的加入方法、软膏剂的制备方法、注射剂配制、注射剂滤过、注射剂灌封、注射剂澄明度检查、固体原料药物的化学鉴别、固体制剂(片剂)药物的化学鉴别、药物相对密度测定的操作、药物相对密度测定的计算、药物旋光度测定的操作、药物比旋度测定的计算、药物中一般杂质阴离子的检查、药物中一般杂质阳离子的检查、药物中特殊杂质蛋白质的检查、药物中特殊杂质酮体的检查、酸碱滴定法测定药物含量、容量分析中原料药物含量测定的计算、亚硝酸钠滴定法测定药物含量的操作、容量分析中片剂药物含量测定的计算、碘量法测定药物含量、容量分析中注射剂药物含量测定的计算、配位滴定法测定药物含量、紫外-可见分光光度计测定药物的含量、气相色谱法测定药物的含量、液相色谱法测定药物的含量共46个典型专业技能。

药品营销模块包括药品(企)市场调查、药品经营相关法律法规、药品的真假伪劣识别、药品的采购与验收、药品的分类与陈列、药品的保管与养护、药品的广告与促销、药品的销售技巧、药品(企)的财务管理、药品招投标的定价策略、药品的销售管理、药品的售后服务共12个典型专业技能。

模块一 基础模块

基础模块要求掌握药学专业基本技能,包括中国药典的查阅、容量仪器的洗涤、容量仪器的校正、电子天平的使用、玻璃量器的使用、一定物质的量浓度溶液的配制、一定质量浓度溶液的配制、溶液的稀释、基准物质标定滴定液、已知浓度溶液标定滴定液、阳离子的鉴别、阴离子的鉴别、注射液酸碱度的测定、有机化合物的萃取、有机化合物的重结晶、进入洁净区前洗手更衣、药物中水分的测定、装量/重量差异检查、显微镜的使用、临时装片的制作、养生中药鉴别、药品说明书的阅读、药学信息检索共23个典型专业技能。

1. 中国药典查阅   编号:1-1

(1)技能要求

熟悉2010版《中国药典》内容,掌握《中国药典》的使用方法。

(2)职业素养要求

工作服穿着规范,不披发、化妆和佩戴首饰;工作时严肃认真,字迹工整,爱护设备工具,保证工作环境整洁,最后能按要求将工具复位并清场。

2. 容量仪器的洗涤   编号:1-2

(1)技能要求

能准确判断容量仪器是否洁净;能正确选择洗涤方法;能熟练运用正确的操作方法将容

量仪器洗涤干净。

(2)职业素养要求

洗涤前能做好仪器的清点工作;操作符合玻璃仪器的洗涤规范,保证洗涤后仪器内、外壁不挂水珠;工作服穿着规范,不披发、化妆和佩戴首饰;最后能按要求将仪器复位并清场。

3. 容量仪器的校正　编号:1-3

(1)技能要求

能熟练地运用相对密度法对容量瓶和移液管进行校正,能正确使用密度瓶和电子天平。

(2)职业素养要求

符合药品检验工作规范,爱护仪器;工作服穿着规范,不披发、化妆和佩戴首饰;双手干净;校正时操作规范,严谨细致;最后能按要求将仪器复位并清场。

4. 电子天平的使用　编号:1-4

(1)技能要求

能正确理解精密称定和称定的定义;能正确选择合适的天平称量;能规范使用分析天平;能分析判断称取的结果是否正确。

(2)职业素养要求

符合称重操作规范,爱护分析天平;工作服穿着规范,不披发、化妆和佩戴首饰;双手干净;称重前能做好仪器、药品的清点工作;操作规范,严谨细致,能确保称重结果准确;最后能按要求将仪器、药品复位并清场。

5. 玻璃量器的使用　编号:1-5

(1)技能要求

能熟练使用移液管和刻度吸量管准确移取一定体积的样品溶液。

(2)职业素养要求

符合药品检验工作规范,爱护仪器;工作服穿着规范,不披发、化妆和佩戴首饰;双手干净;检测前能做好仪器清点工作;检测时操作规范,严谨细致,结果准确;最后能按要求将仪器、药品复位并清场。

6. 一定物质的量浓度溶液的配制　编号:1-6

(1)技能要求

能熟练地将物质的量计算为物质的质量;能熟练使用电子天平准确称取一定质量的固体物质并将其配制成一定物质的量浓度的溶液。

(2)职业素养要求

符合药品检验工作规范,爱护仪器;工作服穿着规范,不披发、化妆和佩戴首饰;双手干净;配制前能做好仪器、药品清点;配制时操作规范,严谨细致,结果准确;最后能按要求将仪器、药品复位并清场。

7. 一定质量浓度溶液的配制　编号:1-7

(1)技能要求

能熟练地根据体积、质量浓度计算物质的质量;能熟练使用电子天平准确称取一定质量的固体物质并将其配制成一定质量浓度的溶液。

(2)职业素养要求

符合药品检验工作规范,爱护仪器;工作服穿着规范,不披发、化妆和佩戴首饰,双手干净;配制前能做好仪器、药品清点;配制时操作规范,严谨细致,结果准确;最后能按要求将仪器、药品复位并清场。

8. 溶液的稀释　编号:1-8

(1)技能要求

能根据稀释前后溶质物质的量不变计算所需浓溶液体积;能熟练使用移液管准确量取一定体积的浓溶液,并将其配制成规定浓度的溶液。

(2)职业素养要求

符合药品检验工作规范,爱护仪器;工作服穿着规范,不披发、化妆和佩戴首饰,双手干净;溶液配制前能做好仪器、药品的清点工作;操作规范,严谨细致,能确保配制溶液的浓度准确;最后能按要求将仪器、药品复位并清场。

9. 基准物质标定滴定液　编号:1-9

(1)技能要求

能熟练使用电子天平准确称取基准物质,并加入溶剂进行溶解;能熟练使用滴定管进行标定;能正确进行相关计算,并与药典标准比较。

(2)职业素养要求

符合药品检验工作规范,爱护仪器;工作服穿着规范,不披发、化妆和佩戴首饰,双手干净;标定前能做好仪器、药品清点;标定时操作规范,严谨细致,标定结果准确;最后能按要求将仪器、药品复位并清场。

10. 已知浓度溶液标定滴定液　编号:1-10

(1)技能要求

能熟练使用移液管移取溶液;能熟练使用滴定管进行标定;能正确进行相关计算,并与药典标准比较。

(2)职业素养要求

符合药品检验工作规范,爱护仪器;工作服穿着规范,不披发、化妆和佩戴首饰,双手干净;标定前能做好仪器、药品清点;标定时操作规范,严谨细致,标定结果准确;最后能按要求将仪器、药品复位并清场。

11. 阳离子的鉴别　编号:1-11

(1)技能要求

能熟练查阅药典;用正确的试剂取用方法取用固体、液体试剂,熟练使用pH试纸测试溶液的酸碱性;熟练进行沉淀的分离,现象明显,书写报告规范,符合企业要求。

(2)职业素养要求

鉴别前能做好仪器和试剂的清点工作;操作符合药典钙盐/铁盐鉴别规范,保证鉴别结果正确、可靠;工作服穿着规范,不披发、化妆和佩戴首饰;最后能按要求将仪器和试剂复位并清场。

12. 阴离子的鉴别　编号：1-12

（1）技能要求

能熟练查阅药典；用正确的方法取用固体、液体试剂，玻璃仪器的正确洗涤方法；熟练使用pH试纸测试溶液的酸碱性；熟练进行沉淀的分离和水浴加热，现象明显，书写报告规范，符合企业要求。

（2）职业素养要求

鉴别前能做好仪器和试剂的清点工作；操作符合药典硫酸盐/酒石酸盐鉴别规范，保证鉴别结果正确、可靠；工作服穿着规范，不披发、化妆和佩戴首饰；最后能按要求将仪器和试剂复位并清场。

13. 注射液酸碱度的测定　编号：1-13

（1）技能要求

能熟练、规范使用酸度计测定给定注射液的pH。

（2）职业素养要求

符合药品检验工作规范，爱护检测仪器；工作服穿着规范，不披发、化妆和佩戴首饰，双手干净；测定前能做好仪器、药品清点；测定时操作规范，严谨细致，能确保测定结果准确；最后能按要求将仪器、药品复位并清场。

14. 有机化合物的萃取　编号：1-14

（1）技能要求

能选取适当的萃取剂及萃取仪器，用正确的萃取方法进行液—液分离操作；萃取时操作规范，分离效果达到标准。

（2）职业素养要求

符合化学制药企业基本生产要求；工作服穿着规范，不披发、化妆和佩戴首饰，双手干净；操作前能做好仪器、药品清点；最后能按要求将仪器、药品复位并清场。

15. 有机化合物的重结晶　编号：1-15

（1）技能要求

能正确选择相应的仪器、试剂并熟练地组装；使用分析天平准确称量样品，并对样品进行溶解、过滤、加热浓缩、冷却结晶等操作；最后能按要求将仪器、药品复位并清场。

（2）职业素养要求

符合化学制药企业基本生产要求；工作服穿戴整齐；爱护生产设备；认真及时填写生产文件；保证工作环境整洁。

16. 进入洁净区前洗手更衣　编号：1-16

（1）技能要求

进入洁净区前能按GMP要求熟练、规范、正确的洗手消毒、穿脱洁净工作服（分体式）。

（2）职业素养要求

符合洁净区内洁净度的要求；爱护工作服，不披发、化妆和佩戴首饰，保证工作环境整洁;退出洁净区时,工作服摆放整齐。

17. 药物中水分的测定　编号:1-17

(1)技能要求

掌握烘干称量法的原理;能规范使用 DHS 水分测定仪。

(2)职业素养要求

符合药品检测工作规范,爱护仪器设备;工作服穿戴整齐,认真及时填写检测文件,保证工作环境整洁;最后能按要求将仪器、药品复位并清场。

18. 装量/重量差异检查　编号:1-18

(1)技能要求

能根据散剂装量差异和片剂重量差异的检查方法正确取样;能熟练使用电子天平进行称量;能正确记录和处理数据并与药典标准比较。

(2)职业素养要求

符合药品检测工作规范,爱护仪器设备;工作服穿戴整齐,认真及时填写检测文件,保证工作环境整洁;最后能按要求将仪器、药品复位并清场。

19. 显微镜的使用　编号:1-19

(1)技能要求

能独立、规范、熟练地使用显微镜,并能观察到清晰的物像。

(2)职业素养要求

符合药品检测工作规范,爱护显微镜,轻拿轻放;工作服穿着规范,不披发、化妆和佩戴首饰,双手干净;仪器、工具无损坏;最后能按要求将仪器、药品归位并清场。

20. 临时装片的制作　编号:1-20

(1)技能要求

能独立、规范、熟练地制作临时装片,且制作的装片符合要求。

(2)职业素养要求

符合药品检测工作规范,爱护仪器;工作服穿着规范,不披发、化妆和佩戴首饰,双手干净;仪器、工具无损坏;最后能按要求将仪器、药品归位并清场。

21. 养生中药鉴别　编号:1-21

(1)技能要求

能用性状鉴别法鉴别 24 味养生中药。

(2)职业素养要求

书写字迹清楚;饮片名称以《中国药典》(2010 版)的正名正字为准;工作服穿着规范,不披发、化妆和佩戴首饰,双手干净;不在药材上做标记,不将药材带出考场。

22. 药品说明书的阅读　编号:1-22

(1)技能要求

能正确告知患者药品名称、适应症、用法用量、不良反应、药理毒理、相互作用、有效期、批准文号、贮藏条件及注意事项等。

(2)职业素养要求

具有良好职业道德,符合企业基本的质量要求和服务要求;工作服穿着整洁,不披发、化妆和佩戴首饰,双手洁净,不染指甲,不留长指甲;沟通时面带微笑,语言亲切,态度和蔼,逻辑准确,耐心细致,给人宾至如归的感觉。

23. 药学信息检索技能　编号:1-23

(1)技能要求

能利用维普、万方、中国知网等常用中文数据库检索药学文献;能利用国家食品药品监督管理总局等网站或搜索引擎检索药品法律法规、药品批准文号、GMP认证信息、专利信息、行业动态、招聘信息等药学信息。

(2)职业素养要求

工作服穿着规范,不披发、化妆和佩戴首饰;工作时严肃认真,字迹工整,爱护仪器设备,保证工作环境整洁,按时完成任务。

模块二　药学服务

药学服务模块要求掌握药学服务技能,包括处方分析、处方调配、高血压的疾病认知、一线降压药的用药指导、高血压的健康教育、心绞痛的疾病认知、抗心绞痛药的用药指导、硝酸酯类药的药品介绍、心绞痛的健康教育、急性肠炎的疾病认知、急性肠炎的用药指导、急性肠炎的健康教育、消化性溃疡的疾病认知、抗消化性溃疡药的用药指导、抗HP感染的药疗方案、消化性溃疡的健康教育、普通感冒的疾病认知、普通感冒的用药指导、普通感冒的健康教育、支气管哮喘的疾病认知、支气管哮喘的用药指导、支气管哮喘的健康教育、糖尿病的疾病认知、胰岛素的用药指导、口服降糖药的用药指导、糖尿病的健康教育、甲亢的疾病认知、抗甲状腺药的用药指导、甲亢的健康教育、手足癣的疾病认知、手足癣的用药指导、手足癣的健康教育、荨麻疹的疾病认知、荨麻疹的用药指导、荨麻疹的健康教育、口腔溃疡的疾病认知、口腔溃疡的用药指导、口腔溃疡的健康教育、青光眼的疾病认知、青光眼的用药指导、青光眼的健康教育、抗感染药的分类、抗感染药的用药指导、抗感染药的合理应用、维生素类药的分类、维生素类药的用药指导、需维生素类药人群的健康教育、矿物质类药的分类、矿物质类药的用药指导、需矿物质类药人群的健康教育、药物剂型的区分、栓剂的使用指导、泡腾片的使用指导、特殊人群的分类、儿童用药指导、老年人用药指导、药品不良反应的分类和特点、药品不良反应监测和报告技术、盐酸环丙沙星不良反应监测、青霉素不良反应监测、特殊药品的分类、麻醉药品的管理与使用、常用精神药品的管理与使用、投诉的分类、投诉应对、填写药店顾客意见及投诉受理卡共66个典型专业技能。

1. 处方分析　编号:2-1

(1)技能要求

能按《处方管理办法》对处方书写的规范性与药物临床使用的适宜性进行审核。

(2)职业素养要求

具备良好职业道德,符合药房基本的质量要求和服务要求;操作时严谨认真,一丝不苟,对不合格处方能正确处理;穿工作服、戴工作牌,工作服整洁,双手洁净,不染指甲,不留长指甲;书写准确、完整,字迹端正。

2. 处方调配　编号:2-2

(1)技能要求

能按《处方管理办法》独立完成处方审核、调配、核对(自查)和发药,在发药的同时介绍处方中各药品的用法、用量、不良反应及其它注意事项。

(2)职业素养要求

具备良好职业道德,符合药房基本的质量要求和服务要求;操作时严谨认真,一丝不苟;穿工作服、戴工作牌,工作服整洁,双手洁净,不染指甲,不留长指甲;发药及指导用药时,语言亲切,态度和蔼,耐心细致,服务周到。

3. 高血压的疾病认知　编号:2-3

(1)技能要求

能正确介绍高血压病及典型临床表现。

(2)职业素养要求

具有良好职业道德,具有良好沟通技巧与服务态度;工作服穿着整洁,双手洁净,不染指甲,不留长指甲;面带微笑,语言亲切,态度和蔼,耐心细致,给人宾至如归的感觉。

4. 一线降压药的用药指导　编号:2-4

(1)技能要求

能正确介绍一线降压药的分类、代表药品(卡托普利、硝苯地平、美托洛尔、氢氯噻嗪、缬沙坦)的药理作用、临床应用、不良反应(或禁忌症)及用药注意事项等。

(2)职业素养要求

具有良好职业道德,具有良好沟通技巧与服务态度;工作服穿着整洁,双手洁净,不染指甲,不留长指甲;面带微笑,语言亲切,态度和蔼,耐心细致,给人宾至如归的感觉。

5. 高血压的健康教育　编号:2-5

(1)技能要求

能针对高血压患者进行健康宣教,讲解生活中防治高血压病的注意事项。

(2)职业素养要求

具有良好职业道德,具有良好沟通技巧与服务态度;工作服穿着整洁,双手洁净,不染指甲,不留长指甲;面带微笑,语言亲切,态度和蔼,耐心细致,给人宾至如归的感觉。

6. 心绞痛的疾病认知　编号:2-6

(1)技能要求

能正确介绍心绞痛的定义及典型临床表现。

(2)职业素养要求

具有良好职业道德,具有良好沟通技巧与服务态度;工作服穿着整洁,双手洁净,不染指甲,不留长指甲;面带微笑,语言亲切,态度和蔼,耐心细致,给人宾至如归的感觉。

7. 抗心绞痛药的用药指导　编号：2-7

（1）技能要求

能正确介绍抗心绞痛药的分类及常用药品（硝酸甘油片、美托洛尔片、阿司匹林肠溶片）的药理作用、临床应用、不良反应（或禁忌症）及用药注意事项等。

（2）职业素养要求

具有良好职业道德，具有良好沟通技巧与服务态度；工作服穿着整洁，双手洁净，不染指甲，不留长指甲；面带微笑，语言亲切，态度和蔼，耐心细致，给人宾至如归的感觉。

8. 硝酸酯类药的药品介绍　编号：2-8

（1）技能要求

能正确介绍硝酸酯类药的分类及 2 种长效硝酸酯类药的代表药物名称，市售硝酸甘油的主要剂型、保管方法等。

（2）职业素养要求

具有良好职业道德，具有良好沟通技巧与服务态度；工作服穿着整洁，双手洁净，不染指甲，不留长指甲；面带微笑，语言亲切，态度和蔼，耐心细致，给人宾至如归的感觉。

9. 心绞痛的健康教育　编号：2-9

（1）技能要求

能针对心绞痛患者进行健康宣教，讲解生活中防治的注意事项。

（2）职业素养要求

具有良好职业道德，具有良好沟通技巧与服务态度；工作服穿着整洁，双手洁净，不染指甲，不留长指甲；面带微笑，语言亲切，态度和蔼，耐心细致，给人宾至如归的感觉。

10. 急性肠炎的疾病认知　编号：2-10

（1）技能要求

能正确介绍急性肠炎的定义及典型临床表现。

（2）职业素养要求

具有良好职业道德，具有良好沟通技巧与服务态度；工作服穿着整洁，双手洁净，不染指甲，不留长指甲；面带微笑，语言亲切，态度和蔼，耐心细致，给人宾至如归的感觉。

11. 急性肠炎的用药指导　编号：2-11

（1）技能要求

能正确介绍急性肠炎用药（洛哌丁胺、地芬诺酯等）的药理作用、临床应用、不良反应（或禁忌症）及用药注意事项等。

（2）职业素养要求

具有良好职业道德，具有良好沟通技巧与服务态度；工作服穿着整洁，双手洁净，不染指甲，不留长指甲；面带微笑，语言亲切，态度和蔼，耐心细致，给人宾至如归的感觉。

12. 急性肠炎的健康教育　编号：2-12

（1）技能要求

能针对急性肠炎患者进行健康宣教，讲解生活中防治的注意事项。

(2)职业素养要求

具有良好职业道德,具有良好沟通技巧与服务态度;工作服穿着整洁,双手洁净,不染指甲,不留长指甲;面带微笑,语言亲切,态度和蔼,耐心细致,给人宾至如归的感觉。

13. 消化性溃疡的疾病认知　编号:2-13

(1)技能要求

能正确介绍消化性溃疡的定义及典型临床表现。

(2)职业素养要求

具有良好职业道德,具有良好沟通技巧与服务态度;工作服穿着整洁,双手洁净,不染指甲,不留长指甲;面带微笑,语言亲切,态度和蔼,耐心细致,给人宾至如归的感觉。

14. 抗消化性溃疡药的用药指导　编号:2-14

(1)技能要求

能正确介绍抗消化性溃疡药的分类、代表药品(奥美拉唑、枸橼酸铋钾、雷尼替丁等)的药理作用、临床应用、不良反应(或禁忌症)及用药注意事项等。

(2)职业素养要求

具有良好职业道德,具有良好沟通技巧与服务态度;工作服穿着整洁,双手洁净,不染指甲,不留长指甲;面带微笑,语言亲切,态度和蔼,耐心细致,给人宾至如归的感觉。

15. 抗 HP 感染的药疗方案　编号:2-15

(1)技能要求

能正确介绍抗 HP 感染的药物治疗方案。

(2)职业素养要求

具有良好职业道德,具有良好沟通技巧与服务态度;工作服穿着整洁,双手洁净,不染指甲,不留长指甲;面带微笑,语言亲切,态度和蔼,耐心细致,给人宾至如归的感觉。

16. 消化性溃疡的健康教育　编号:2-16

(1)技能要求

能针对消化性溃疡患者进行健康宣教,讲解生活中防治的注意事项。

(2)职业素养要求

具有良好职业道德,具有良好沟通技巧与服务态度;工作服穿着整洁,双手洁净,不染指甲,不留长指甲;面带微笑,语言亲切,态度和蔼,耐心细致,给人宾至如归的感觉。

17. 普通感冒的疾病认知　编号:2-17

(1)技能要求

能正确介绍普通感冒的定义、病因、典型临床表现及问病要点。

(2)职业素养要求

具有良好职业道德,具有良好沟通技巧与服务态度;工作服穿着整洁,双手洁净,不染指甲,不留长指甲;面带微笑,语言亲切,态度和蔼,耐心细致,给人宾至如归的感觉。

18. 普通感冒的用药指导　编号:2-18

(1)技能要求

能正确介绍常用普通感冒用药(复方氨酚烷胺、复方盐酸伪麻黄碱等)的药理作用、临床应用、不良反应(或禁忌症)及用药注意事项等。

(2)职业素养要求

具有良好职业道德,具有良好沟通技巧与服务态度;工作服穿着整洁,双手洁净,不染指甲,不留长指甲;面带微笑,语言亲切,态度和蔼,耐心细致,给人宾至如归的感觉。

19. 普通感冒的健康教育　编号:2-19

(1)技能要求

能针对普通感冒患者进行健康宣教,讲解生活中防治的注意事项。

(2)职业素养要求

具有良好职业道德,具有良好沟通技巧与服务态度;工作服穿着整洁,双手洁净,不染指甲,不留长指甲;面带微笑,语言亲切,态度和蔼,耐心细致,给人宾至如归的感觉。

20. 支气管哮喘的疾病认知　编号:2-20

(1)技能要求

能正确介绍支气管哮喘的定义、病因及典型临床表现。

(2)职业素养要求

具有良好职业道德,具有良好沟通技巧与服务态度;工作服穿着整洁,双手洁净,不染指甲,不留长指甲;面带微笑,语言亲切,态度和蔼,耐心细致,给人宾至如归的感觉。

21. 支气管哮喘的用药指导　编号:2-21

(1)技能要求

能正确介绍抗支气管哮喘药的分类及沙丁胺醇的常用商品名、药理作用、临床应用、不良反应(或禁忌症)、用药方法、注意事项等。

(2)职业素养要求

具有良好职业道德,具有良好沟通技巧与服务态度;工作服穿着整洁,双手洁净,不染指甲,不留长指甲;面带微笑,语言亲切,态度和蔼,耐心细致,给人宾至如归的感觉。

22. 支气管哮喘的健康教育　编号:2-22

(1)技能要求

能针对支气管哮喘患者进行健康宣教,讲解生活中防治的注意事项。

(2)职业素养要求

具有良好职业道德,具有良好沟通技巧与服务态度;工作服穿着整洁,双手洁净,不染指甲,不留长指甲;面带微笑,语言亲切,态度和蔼,耐心细致,给人宾至如归的感觉。

23. 糖尿病的疾病认知　编号:2-23

(1)技能要求

能正确介绍糖尿病的定义、临床分型及典型临床表现。

(2)职业素养要求

具有良好职业道德,具有良好沟通技巧与服务态度;工作服穿着整洁,双手洁净,不染指甲,不留长指甲;面带微笑,语言亲切,态度和蔼,耐心细致,给人宾至如归的感觉。

24. 胰岛素的用药指导　编号：2-24

(1) 技能要求

能正确介绍胰岛素的分类、药理作用、临床应用、不良反应（或禁忌症）及用药注意事项等。

(2) 职业素养要求

具有良好职业道德，具有良好沟通技巧与服务态度；工作服穿着整洁，双手洁净，不染指甲，不留长指甲；面带微笑，语言亲切，态度和蔼，耐心细致，给人宾至如归的感觉。

25. 口服降糖药的用药指导　编号：2-25

(1) 技能要求

能正确介绍口服降糖药的分类、代表药品（格列齐特、二甲双胍、罗格列酮、阿卡波糖）的药理作用、临床应用、不良反应（或禁忌症）及用药注意事项等。

(2) 职业素养要求

具有良好职业道德，具有良好沟通技巧与服务态度；工作服穿着整洁，双手洁净，不染指甲，不留长指甲；面带微笑，语言亲切，态度和蔼，耐心细致，给人宾至如归的感觉。

26. 糖尿病的健康教育　编号：2-26

(1) 技能要求

能针对糖尿病患者进行健康宣教，讲解生活中防治的注意事项。

(2) 职业素养要求

具有良好职业道德，具有良好沟通技巧与服务态度；工作服穿着整洁，双手洁净，不染指甲，不留长指甲；面带微笑，语言亲切，态度和蔼，耐心细致，给人宾至如归的感觉。

27. 甲亢的疾病认知　编号：2-27

(1) 技能要求

能正确介绍甲亢的定义及典型临床表现。

(2) 职业素养要求

具有良好职业道德，具有良好沟通技巧与服务态度；工作服穿着整洁，双手洁净，不染指甲，不留长指甲；面带微笑，语言亲切，态度和蔼，耐心细致，给人宾至如归的感觉。

28. 抗甲状腺药的用药指导　编号：2-28

(1) 技能要求

能够正确介绍抗甲状腺药的分类及丙硫氧嘧啶的药理作用、临床应用、不良反应（或禁忌症）、用药注意事项等。

(2) 职业素养要求

具有良好职业道德，具有良好沟通技巧与服务态度；工作服穿着整洁，双手洁净，不染指甲，不留长指甲；面带微笑，语言亲切，态度和蔼，耐心细致，给人宾至如归的感觉。

29. 甲亢的健康教育　编号：2-29

(1) 技能要求

能针对甲亢患者进行健康宣教，讲解生活中防治的注意事项。

(2)职业素养要求

具有良好职业道德,具有良好沟通技巧与服务态度;工作服穿着整洁,双手洁净,不染指甲,不留长指甲;面带微笑,语言亲切,态度和蔼,耐心细致,给人宾至如归的感觉。

30. 手足癣的疾病认知　编号:2-30

(1)技能要求

能正确介绍手足癣的定义、病因、典型临床表现及问病要点。

(2)职业素养要求

具有良好职业道德,具有良好沟通技巧与服务态度;工作服穿着整洁,双手洁净,不染指甲,不留长指甲;面带微笑,语言亲切,态度和蔼,耐心细致,给人宾至如归的感觉。

31. 手足癣的用药指导　编号:2-31

(1)技能要求

能正确介绍常用抗手足癣药品(硝酸咪康唑乳膏等)的名称、药理作用、临床应用、不良反应(或禁忌症)、用药注意事项等。

(2)职业素养要求

具有良好职业道德,具有良好沟通技巧与服务态度;工作服穿着整洁,双手洁净,不染指甲,不留长指甲;面带微笑,语言亲切,态度和蔼,耐心细致,给人宾至如归的感觉。

32. 手足癣的健康教育　编号:2-32

(1)技能要求

能针对手足癣患者进行健康宣教,提出生活中防治的注意事项。

(2)职业素养要求

具有良好职业道德,具有良好沟通技巧与服务态度;工作服穿着整洁,双手洁净,不染指甲,不留长指甲;面带微笑,语言亲切,态度和蔼,耐心细致,给人宾至如归的感觉。

33. 荨麻疹的疾病认知　编号:2-33

(1)技能要求

能正确介绍荨麻疹的定义、病因、典型临床表现及问病要点。

(2)职业素养要求

具有良好职业道德,具有良好沟通技巧与服务态度;工作服穿着整洁,双手洁净,不染指甲,不留长指甲;面带微笑,语言亲切,态度和蔼,耐心细致,给人宾至如归的感觉。

34. 荨麻疹的用药指导　编号:2-34

(1)技能要求

能正确介绍常用抗荨麻疹药品(马来酸氯苯那敏片、氯雷他定片等)的名称、药理作用、临床应用、不良反应(或禁忌症)、用药注意事项等。

(2)职业素养要求

具有良好职业道德,具有良好沟通技巧与服务态度;工作服穿着整洁,双手洁净,不染指甲,不留长指甲;面带微笑,语言亲切,态度和蔼,耐心细致,给人宾至如归的感觉。

35. 荨麻疹的健康教育　编号：2-35

(1) 技能要求

能针对荨麻疹患者进行健康宣教，讲解生活中防治的注意事项。

(2) 职业素养要求

具有良好职业道德，具有良好沟通技巧与服务态度；工作服穿着整洁，双手洁净，不染指甲，不留长指甲；面带微笑，语言亲切，态度和蔼，耐心细致，给人宾至如归的感觉。

36. 口腔溃疡的疾病认知　编号：2-36

(1) 技能要求

能正确介绍口腔溃疡的病因及典型临床表现。

(2) 职业素养要求

具有良好职业道德，具有良好沟通技巧与服务态度；工作服穿着整洁，双手洁净，不染指甲，不留长指甲；面带微笑，语言亲切，态度和蔼，耐心细致，给人宾至如归的感觉。

37. 口腔溃疡的用药指导　编号：2-37

(1) 技能要求

能正确介绍常用抗口腔溃疡药品（醋酸地塞米松贴剂等）的名称、药理作用、临床应用、不良反应（或禁忌症）、用药注意事项等。

(2) 职业素养要求

具有良好职业道德，具有良好沟通技巧与服务态度；工作服穿着整洁，双手洁净，不染指甲，不留长指甲；面带微笑，语言亲切，态度和蔼，耐心细致，给人宾至如归的感觉。

38. 口腔溃疡的健康教育　编号：2-38

(1) 技能要求

能针对口腔溃疡患者进行健康宣教，讲解生活中防治的注意事项。

(2) 职业素养要求

具有良好职业道德，具有良好沟通技巧与服务态度；工作服穿着整洁，双手洁净，不染指甲，不留长指甲；面带微笑，语言亲切，态度和蔼，耐心细致，给人宾至如归的感觉。

39. 青光眼的疾病认知　编号：2-39

(1) 技能要求

能正确介绍青光眼的病因及典型临床表现。

(2) 职业素养要求

具有良好职业道德，具有良好沟通技巧与服务态度；工作服穿着整洁，双手洁净，不染指甲，不留长指甲；面带微笑，语言亲切，态度和蔼，耐心细致，给人宾至如归的感觉。

40. 青光眼的用药指导　编号：2-40

(1) 技能要求

能正确介绍常用抗青光眼药品（毛果芸香碱滴眼液等）的名称、药理作用、临床应用、不良反应（或禁忌症）、用药注意事项等。

(2) 职业素养要求

具有良好职业道德,具有良好沟通技巧与服务态度;工作服穿着整洁,双手洁净,不染指甲,不留长指甲;面带微笑,语言亲切,态度和蔼,耐心细致,给人宾至如归的感觉。

41. 青光眼的健康教育　编号:2-41

(1)技能要求

能针对青光眼患者进行健康宣教,讲解生活中防治的注意事项。

(2)职业素养要求

具有良好职业道德,具有良好沟通技巧与服务态度;工作服穿着整洁,双手洁净,不染指甲,不留长指甲;面带微笑,语言亲切,态度和蔼,耐心细致,给人宾至如归的感觉。

42. 抗感染药的分类　编号:2-42

(1)技能要求

能对氨苄西林、阿莫西林、头孢拉定、头孢氨苄、多西环素、阿米卡星、红霉素、克拉霉素、复方磺胺甲噁唑、左氧氟沙星等常用抗感染药物按化学结构、抗菌谱等正确分类。

(2)职业素养要求

具有良好职业道德,具有良好沟通技巧与服务态度;工作服穿着整洁,双手洁净,不染指甲,不留长指甲;面带微笑,语言亲切,态度和蔼,耐心细致,给人宾至如归的感觉。

43. 抗感染药的用药指导　编号:2-43

(1)技能要求

能正确介绍氨苄西林、阿莫西林、头孢拉定、头孢氨苄、多西环素、阿米卡星、红霉素、克拉霉素、复方磺胺甲噁唑、左氧氟沙星等常用抗感染药物的抗菌谱、药理作用、临床应用、不良反应(或禁忌症)及用药注意事项等。

(2)职业素养要求

具有良好职业道德,具有良好沟通技巧与服务态度;工作服穿着整洁,双手洁净,不染指甲,不留长指甲;面带微笑,语言亲切,态度和蔼,耐心细致,给人宾至如归的感觉。

44. 抗感染药的合理应用　编号:2-44

(1)技能要求

能根据抗感染药物临床应用指导原则,指导患者合理应用抗感染药。

(2)职业素养要求

具有良好职业道德,具有良好沟通技巧与服务态度;工作服穿着整洁,双手洁净,不染指甲,不留长指甲;面带微笑,语言亲切,态度和蔼,耐心细致,给人宾至如归的感觉。

45. 维生素类药的分类　编号:2-45

(1)技能要求

能对维生素 C、维生素 A、维生素 E、维生素 B_1、维生素 B_6 等常用维生素类药按维生素或矿物质、水溶性或脂溶性类别正确分类。

(2)职业素养要求

具有良好职业道德,具有良好沟通技巧与服务态度;工作服穿着整洁,双手洁净,不染指甲,不留长指甲;面带微笑,语言亲切,态度和蔼,耐心细致,给人宾至如归的感觉。

46. 维生素类药的用药指导　编号：2-46

（1）技能要求

能正确介绍维生素 C、维生素 A、维生素 E、维生素 B_1、维生素 B_6 等维生素类药的适应症、不良反应（或禁忌症）、用药注意事项及商品信息等，指导患者正确用药。

（2）职业素养要求

具有良好职业道德，具有良好沟通技巧与服务态度；工作服穿着整洁，双手洁净，不染指甲，不留长指甲；面带微笑，语言亲切，态度和蔼，耐心细致，给人宾至如归的感觉。

47. 需维生素类药人群的健康教育　编号：2-47

（1）技能要求

能针对需维生素类药人群进行健康宣教，讲解维生素缺乏原因及防治事项。

（2）职业素养要求

具有良好职业道德，具有良好沟通技巧与服务态度；工作服穿着整洁，双手洁净，不染指甲，不留长指甲；面带微笑，语言亲切，态度和蔼，耐心细致，给人宾至如归的感觉。

48. 矿物质类药的分类　编号：2-48

（1）技能要求

能对碳酸钙、葡萄糖酸钙、葡萄糖酸锌等常用矿物质类药按维生素或矿物质中的具体类别正确分类。

（2）职业素养要求

具有良好职业道德，具有良好沟通技巧与服务态度；工作服穿着整洁，双手洁净，不染指甲，不留长指甲；面带微笑，语言亲切，态度和蔼，耐心细致，给人宾至如归的感觉。

49. 矿物质类药的用药指导　编号：2-49

（1）技能要求

能正确介绍碳酸钙、葡萄糖酸钙、葡萄糖酸锌等常用矿物质类药的适应症、不良反应（或禁忌症）、用药注意事项及商品信息等，指导患者正确用药。

（2）职业素养要求

具有良好职业道德，具有良好沟通技巧与服务态度；工作服穿着整洁，双手洁净，不染指甲，不留长指甲；面带微笑，语言亲切，态度和蔼，耐心细致，给人宾至如归的感觉。

50. 需矿物质类药人群的健康教育　编号：2-50

（1）技能要求

能针对需矿物质类药人群进行健康宣教，讲解矿物质缺乏原因及防治事项。

（2）职业素养要求

具有良好职业道德，具有良好沟通技巧与服务态度；工作服穿着整洁，双手洁净，不染指甲，不留长指甲；面带微笑，语言亲切，态度和蔼，耐心细致，给人宾至如归的感觉。

51. 药物剂型的区分　编号：2-51

（1）技能要求

能正确判断片剂、栓剂、气雾剂、泡腾片、舌下片、缓/控释制剂等常用药物剂型。

(2)职业素养要求

具有良好职业道德,具有良好沟通技巧与服务态度;工作服穿着整洁,双手洁净,面带微笑,语言亲切,态度和蔼,耐心细致。

52. 栓剂的使用指导　编号:2-52

(1)技能要求

能根据栓剂的特点及用药部位等,指导患者正确使用栓剂。

(2)职业素养要求

具有良好职业道德,具有良好沟通技巧与服务态度;工作服穿着整洁,双手洁净,不染指甲,不留长指甲;面带微笑,语言亲切,态度和蔼,耐心细致,给人宾至如归的感觉。

53. 泡腾片的使用指导　编号:2-53

(1)技能要求

能根据泡腾片的特点及用药部位等,指导患者正确使用泡腾片。

(2)职业素养要求

具有良好职业道德,具有良好沟通技巧与服务态度;工作服穿着整洁,双手洁净,不染指甲,不留长指甲;面带微笑,语言亲切,态度和蔼,耐心细致,给人宾至如归的感觉。

54. 特殊人群的分类　编号:2-54

(1)技能要求

能按照年龄、职业等标准对人群进行合理分类。

(2)职业素养要求

具有良好职业道德,具有良好沟通技巧与服务态度;工作服穿着整洁;面带微笑,语言亲切,态度和蔼,耐心细致。

55. 儿童用药指导　编号:2-55

(1)技能要求

能正确介绍儿童用药特点、禁用的主要药物和注意事项;能准确分析案例,结合案例指导儿童合理用药。

(2)职业素养要求

具有良好职业道德,具有良好沟通技巧与服务态度;工作服穿着整洁,双手洁净,不染指甲,不留长指甲;面带微笑,语言亲切,态度和蔼,逻辑准确,耐心细致,给人宾至如归的感觉。

56. 老年人用药指导　编号:2-56

(1)技能要求

能正确介绍老年人患病与用药特点、老年人常用药物的主要不良反应和注意事项;能准确分析案例,结合案例指导老年人合理用药。

(2)职业素养要求

具有良好职业道德,具有良好沟通技巧与服务态度;工作服穿着整洁,双手洁净,不染指甲,不留长指甲;面带微笑,语言亲切,态度和蔼,逻辑准确,耐心细致,给人宾至如归的感觉。

57. 药品不良反应的分类和特点　编号:2-57

(1)技能要求

能按照药理作用、ADR程度等对药品不良反应进行合理分类,并掌握特点。

(2)职业素养要求

具有良好职业道德,符合药品经营质量管理规范和药学服务要求;工作服穿着整洁;面带微笑,语言亲切,态度和蔼,耐心细致。

58. 药品不良反应监测和报告技术　编号:2-58

(1)技能要求

能对药品不良反应进行监测,及时按不良反应报告原则、范围、程序报告;掌握药品不良反应报告的原则、范围和程序。

(2)职业素养要求

具有良好职业道德,符合药品经营质量管理规范和药学服务要求;工作服穿着整洁;面带微笑,语言亲切,态度和蔼,耐心细致。

59. 盐酸环丙沙星不良反应监测　编号:2-59

(1)技能要求

根据《药品不良反应报告和监测管理办法》,正确分析盐酸环丙沙星引起的药品不良反应类型,真实、规范、完整地填写药品不良反应报告表。

(2)职业素养要求

具有良好职业道德,符合药品经营质量管理规范和药学服务要求;工作服穿着整洁;面带微笑,语言亲切,态度和蔼,耐心细致。

60. 青霉素不良反应监测　编号:2-60

(1)技能要求

根据《药品不良反应报告和监测管理办法》,正确分析青霉素引起的药品不良反应类型,真实、规范、完整地填写药品不良反应报告表。

(2)职业素养要求

具有良好职业道德,符合药品经营质量管理规范和药学服务要求;工作服穿着整洁;面带微笑,语言亲切,态度和蔼,耐心细致。

61. 特殊药品的分类　编号:2-61

(1)技能要求

能正确介绍特殊药品管理规定。指出麻醉药品处方、精神药品处方与普通处方(处方颜色、处方前记、处方剂量、保存期限)的区别。

(2)职业素养要求

具有良好职业道德,符合药品经营质量管理规范和药学服务要求;工作服穿着整洁;面带微笑,语言亲切,态度和蔼,耐心细致。

62. 麻醉药品的管理与使用　编号:2-62

(1)技能要求

能说出吗啡的特殊药品类别、主要药理作用、不良反应和禁忌症。

(2)职业素养要求

具有良好职业道德,符合药品经营质量管理规范和药学服务要求;工作服穿着整洁;面带微笑,语言亲切,态度和蔼,耐心细致。

63. 常用精神药品的管理与使用　编号:2-63

(1)技能要求

能说出地西泮的特殊药品类别、主要药理作用及不良反应。

(2)职业素养要求

具有良好职业道德,符合药品经营质量管理规范和药学服务要求;工作服穿着整洁;面带微笑,语言亲切,态度和蔼,耐心细致。

64. 投诉的分类　编号:2-64

(1)技能要求

能够说出药店中常见的顾客投诉类型(药品价格、药品质量、药品有效期、用药后不良反应及退药的投诉等)。

(2)职业素养要求

具有良好职业道德,符合药品经营质量管理规范和服务要求;工作服穿着整洁;面带微笑,语言亲切,态度和蔼,耐心细致。

65. 投诉应对　编号:2-65

(1)技能要求

能倾听顾客的投诉;能正确询问顾客;能正确分析投诉的原因;能真诚地道歉,(热情真诚地服务,)正确处理顾客的投诉。

(2)职业素养要求

具有良好职业道德,符合药品经营质量管理规范和服务要求;工作服穿着整洁;面带微笑,语言亲切,态度和蔼,耐心细致。

66. 填写药店顾客意见及投诉受理卡　编号:2-66

(1)技能要求

能完整正确的填写药店顾客意见及投诉受理卡。

(2)职业素养要求

具有良好职业道德,符合药品经营质量管理规范和药学服务要求;工作服穿着整洁;耐心细致。

模块三　制剂生产与检验

制剂生产与检验模块要求掌握药物制剂与检验技能,包括物料的粉碎、物料的筛分、物料的混合、全自动胶囊填充机的指认、胶囊剂装量差异检查、制粒、物料的干燥、整粒、颗粒剂粒度检查、生产记录填写、旋转压片机(ZP35B)冲模的拆卸与安装、压片、片剂脆碎度检查、片剂崩解时限检查、炼蜜、塑制法制丸、物料的水浴加热、滴丸的滴制、栓剂的注模、软膏剂乳剂型基质制备、软膏剂药物的加入方法、软膏剂的制备方法、注射剂配制、注射剂滤过、注射剂灌封、注射剂澄明度检查、固体原料药物的化学鉴别、固体制剂(片剂)药物的化学鉴别、药物相对密度测定的操作、药物相对密度测定的计算、药物旋光度测定的操作、药物比旋度测定的计算、药物中一般杂质阴离子的检查、药物中一般杂质阳离子的检查、药物中特殊杂质蛋白质的检查、药物中特殊杂质酮体的检查、酸碱滴定法测定药物含量、容量分析中原料药物含量测定的计算、亚硝酸钠滴定法测定药物含量的操作、容量分析中片剂药物含量测定的计算、碘量法测定药物含量、容量分析中注射剂药物含量测定的计算、配位滴定法测定药物含量、紫外-可见分光光度计测定药物的含量、气相色谱法测定药物的含量、液相色谱法测定药物的含量共46个典型专业技能。

1. 物料的粉碎　编号:3-1

(1)技能要求

能熟练根据粉碎目的,选择粉碎器械(如:研钵、F120粉碎机等)对物料进行粉碎,并能规范清场。

(2)职业素养要求

符合GMP和药品生产企业基本生产要求;工作服穿戴整齐;爱护生产设备;保证工作环境整洁。

2. 物料的筛分　编号:3-2

(1)技能要求

能熟练根据筛分目的,选择合适筛网对物料进行筛分,并能规范清场。

(2)职业素养要求

符合GMP和药品生产企业基本生产要求;工作服穿戴整齐;爱护生产设备;保证工作环境整洁。

3. 物料的混合　编号:3-3

(1)技能要求

能熟练根据物料性质,选择混合器械对物料进行混合,并能规范清场。

(2)职业素养要求

符合GMP和药品生产企业基本生产要求;工作服穿戴整齐;爱护生产设备;保证工作环境整洁。

4. 全自动胶囊填充机的指认　编号:3-4

(1)技能要求

能熟练指认全自动胶囊填充机的主要部件,并能规范清场。

(2)职业素养要求

符合GMP和药品生产企业基本生产要求;工作服穿戴整齐;爱护生产设备;保证工作环境整洁。

5. 胶囊剂装量差异检查　编号:3-5

(1)技能要求

能熟练使用电子天平对胶囊剂进行装量差异检查,并能根据《中国药典》(2010版)有关规定作出正确判断,并能规范清场。

(2)职业素养要求

符合GMP和药品生产企业基本生产要求;工作服穿戴整齐;爱护生产设备;保证工作环境整洁。

6. 制粒　编号:3-6

(1)技能要求

能熟练使用制粒设备(如:摇摆式制粒机等)进行制粒操作,并能规范清场。

(2)职业素养要求

符合GMP和药品生产企业基本生产要求;工作服穿戴整齐;爱护生产设备;保证工作环境整洁。

7. 物料的干燥　编号:3-7

(1)技能要求

能熟练根据干燥目的,选择合适干燥条件对物料进行干燥,并能规范清场。

(2)职业素养要求

符合GMP和药品生产企业基本生产要求;工作服穿戴整齐;爱护生产设备;保证工作环境整洁。

8. 整粒　编号:3-8

(1)技能要求

能熟练根据整粒要求,选择正确筛网对颗粒进行整粒,并能规范清场。

(2)职业素养要求

符合GMP和药品生产企业基本生产要求;工作服穿戴整齐;爱护生产设备;保证工作环境整洁。

9. 颗粒剂粒度检查　编号:3-9

(1)技能要求

能熟练选择筛网,使用电子天平对颗粒剂进行粒度检查,并能根据《中国药典》(2010版)有关规定作出正确判断,并能规范清场。

(2)职业素养要求

符合GMP和药品生产企业基本生产要求;工作服穿戴整齐;爱护生产设备;保证工作环境整洁。

10. 生产记录填写　编号:3-10

(1)技能要求

能熟练根据GMP要求和具体生产指令,正确填写相关生产记录,并能规范清场。

(2)职业素养要求

符合GMP和药品生产企业基本生产要求;工作服穿戴整齐;爱护生产设备;保证工作环境整洁。

11. 旋转压片机(ZP35B)冲模的拆卸与安装 编号:3-11

(1)技能要求

熟悉旋转压片机(ZP35B)的基本构造,能熟练拆卸、安装冲模,并能规范清场。

(2)职业素养要求

符合GMP和药品生产企业基本生产要求;工作服穿戴整齐;爱护生产设备;保证工作环境整洁。

12. 压片 编号:3-12

(1)技能要求

能熟练操作旋转压片机(ZP35B);能压制出合格药片,并能规范清场。

(2)职业素养要求

符合GMP和药品生产企业基本生产要求;工作服穿戴整齐;爱护生产设备;保证工作环境整洁。

13. 片剂脆碎度检查 编号:3-13

(1)技能要求

能熟练使用脆碎度仪进行片剂脆碎度检查,并能根据《中国药典》(2010版)有关规定作出正确判断,并能规范清场。

(2)职业素养要求

符合GMP和药品生产企业基本生产要求;工作服穿戴整齐;爱护生产设备;保证工作环境整洁。

14. 片剂崩解时限检查 编号:3-14

(1)技能要求

能熟练使用崩解时限仪进行片剂崩解时限检查,并能根据《中国药典》(2010版)有关规定作出正确判断,并能规范清场。

(2)职业素养要求

符合GMP和药品生产企业基本生产要求;工作服穿戴整齐;爱护生产设备;保证工作环境整洁。

15. 炼蜜 编号:3-15

(1)技能要求

能熟练对蜂蜜进行炼制,并会判断蜂蜜炼制程度,并能规范清场。

(2)职业素养要求

符合GMP和药品生产企业基本生产要求;工作服穿戴整齐;爱护生产设备;保证工作环境整洁。

16. 塑制法制丸 编号:3-16

(1)技能要求

能熟练调试和操作全自动制丸机,能按塑制法制备出合格丸剂,并能规范清场。

(2)职业素养要求

符合GMP和药品生产企业基本生产要求；工作服穿戴整齐；爱护生产设备；保证工作环境整洁。

17. 物料的水浴加热　编号：3-17

（1）技能要求

能熟练根据物料性质，选择适宜温度进行水浴加热，根据处方和药物性质采用适宜方法将药物与其混合均匀，并能规范清场。

（2）职业素养要求

符合GMP和药品生产企业基本生产要求；工作服穿戴整齐；爱护生产设备；保证工作环境整洁。

18. 滴丸的滴制　编号：3-18

（1）技能要求

能熟练调试和操作单滴头滴丸机（DWJ-2000型），进行滴丸的滴制，生产出合格滴丸，并能规范清场。

（2）职业素养要求

符合GMP和药品生产企业基本生产要求；工作服穿戴整齐；爱护生产设备；保证工作环境整洁。

19. 栓剂的注模　编号：3-19

（1）技能要求

能正确选用润滑剂润滑栓模，熟练使用热熔法正确注模，能正确脱模，并能规范清场。

（2）职业素养要求

符合GMP和药品生产企业基本生产要求；工作服穿戴整齐；爱护生产设备；保证工作环境整洁。

20. 软膏剂乳剂型基质制备　编号：3-20

（1）技能要求

能正确分析乳剂型基质处方，正确分辨和处理油相、水相，熟练配制乳剂型基质，并能规范清场。

（2）职业素养要求

符合GMP和药品生产企业基本生产要求；工作服穿戴整齐；爱护生产设备；保证工作环境整洁。

21. 软膏剂药物的加入方法　编号：3-21

（1）技能要求

能熟练根据药物和基质性质，选择适宜方法将药物与基质混合均匀，并能规范清场。

（2）职业素养要求

符合GMP和药品生产企业基本生产要求；工作服穿戴整齐；爱护生产设备；保证工作环境整洁。

22. 软膏剂的制备方法 编号：3-22

(1) 技能要求

能熟练操作软膏剂的制备方法：研合法、乳化法和热熔法，并能根据具体处方选择适宜方法制备出合格的软膏剂，并能规范清场。

(2) 职业素养要求

符合GMP和药品生产企业基本生产要求；工作服穿戴整齐；爱护生产设备；保证工作环境整洁。

23. 注射剂配制 编号：3-23

(1) 技能要求

能熟练使用浓配法和稀配法配制注射剂，能正确使用活性炭去除热原，并能规范清场。

(2) 职业素养要求

符合GMP和药品生产企业基本生产要求；工作服穿戴整齐；爱护生产设备；保证工作环境整洁。

24. 注射剂滤过 编号：3-24

(1) 技能要求

能熟练选择适宜滤器对注射剂进行初滤和精滤，并能规范清场。

(2) 职业素养要求

符合GMP和药品生产企业基本生产要求；工作服穿戴整齐；爱护生产设备；保证工作环境整洁。

25. 注射剂灌封 编号：3-25

(1) 技能要求

能熟练使用安瓿拉丝灌封机进行灌注和封口，并能规范清场。

(2) 职业素养要求

符合GMP和药品生产企业基本生产要求；工作服穿戴整齐；爱护生产设备；保证工作环境整洁。

26. 注射剂澄明度检查 编号：3-26

(1) 技能要求

能熟练使用澄明度检测仪进行注射剂的澄明度检查，并能根据《中国药典》(2010版)有关规定作出正确判断，并能规范清场。

(2) 职业素养要求

符合GMP和药品生产企业基本生产要求；工作服穿戴整齐；爱护生产设备；保证工作环境整洁。

27. 固体原料药物的化学鉴别 编号：3-27

(1) 技能要求

能独立、规范、熟练地对固体原料药物进行取样、称量、溶解、加热、过滤等操作，正确观察、记录实验现象并得出客观的结论。

(2)职业素养要求

工作服穿着规范,不披发、化妆和佩戴首饰,双手干净;鉴别前能做好仪器、药品清点;最后能按要求将仪器、药品复位并清场。

28. 固体制剂(片剂)药物的化学鉴别　编号:3-28

(1)技能要求

能独立、规范、熟练地对固体制剂药物进行取样、称量、溶解、加热、过滤等操作,正确观察、记录实验现象并得出客观的结论。

(2)职业素养要求

工作服穿着规范,不披发、化妆和佩戴首饰,双手干净;鉴别前能做好仪器、药品清点;最后能按要求将仪器、药品复位并清场。

29. 药物相对密度测定的操作　编号:3-29

(1)技能要求

能独立、规范、熟练地对药物进行取样、称量、溶解等操作,正确观察、准确读数、记录数据。

(2)职业素养要求

工作服穿着规范,不披发、化妆和佩戴首饰,双手干净;测定前能做好仪器、药品清点;最后能按要求将仪器、药品复位并清场。

30. 药物相对密度测定的计算　编号:3-30

(1)技能要求

利用记录的原始数据,选择适当的公式进行数据处理,其结果与药典标准比较,得出客观的结论。

(2)职业素养要求

工作服穿着规范,不披发、化妆和佩戴首饰,双手干净。

31. 药物旋光度的测定　编号:3-31

(1)技能要求

能独立、规范、熟练地对药物进行取样、称量、溶解、旋光度的测定等操作,正确观察、准确读数、记录数据。

(2)职业素养要求

工作服穿着规范,不披发、化妆和佩戴首饰,双手干净;测定前能做好仪器、药品清点;最后能按要求将仪器、药品复位并清场。

32. 药物比旋度的计算　编号:3-32

(1)技能要求

利用记录的原始数据,选择适当的公式进行数据处理,其结果与药典标准比较,得出客观的结果。

(2)职业素养要求

工作服穿着规范,不披发、化妆和佩戴首饰,双手干净。

33. 药物中一般杂质阴离子的检查　编号：3-33

（1）技能要求

能独立、规范、熟练地对药物进行取样、称量、溶解、比色等操作，正确观察、记录实验现象并得出客观的结论。

（2）职业素养要求

工作服穿着规范，不披发、化妆和佩戴首饰，双手干净；检查前能做好仪器、药品清点；最后能按要求将仪器、药品复位并清场。

34. 药物中一般杂质阳离子的检查　编号：3-34

（1）技能要求

能独立、规范、熟练地对药物进行取样、称量、溶解、比色等操作，正确观察、记录实验现象并得出客观的结论。

（2）职业素养要求

工作服穿着规范，不披发、化妆和佩戴首饰，双手干净；检查前能做好仪器、药品清点；最后能按要求将仪器、药品复位并清场。

35. 药物中特殊杂质蛋白质的检查　编号：3-35

（1）技能要求

能独立、规范、熟练地对药物进行取样、称量、溶解等操作，正确观察、记录实验现象并得出客观的结论。

（2）职业素养要求

工作服穿着规范，不披发、化妆和佩戴首饰，双手干净；检查前能做好仪器、药品清点；最后能按要求将仪器、药品复位并清场。

36. 药物中特殊杂质酮体的检查　编号：3-36

（1）技能要求

能独立、规范、熟练地对固体药物进行取样、称量、溶解、吸光度的测定等操作，正确观察、记录实验现象并得出客观的结论。

（2）职业素养要求

工作服穿着规范，不披发、化妆和佩戴首饰，双手干净；检查前能做好仪器、药品清点；最后能按要求将仪器、药品复位并清场。

37. 酸碱滴定法测定药物含量　编号：3-37

（1）技能要求

能独立、规范、熟练地对药物进行取样、称量、溶解、滴定等操作，正确观察、准确读数并记录。

（2）职业素养要求

工作服穿着规范，不披发、化妆和佩戴首饰，双手干净；测定前能做好仪器、药品清点；最后能按要求将仪器、药品复位并清场。

38. 容量分析中原料药物含量测定的计算　编号：3-38

（1）技能要求

利用记录的原始数据，选择适当的公式进行数据处理，其结果与药典标准比较，得出客观的结果。

（2）职业素养要求

工作服穿着规范，不披发、化妆和佩戴首饰，双手干净。

39. 亚硝酸钠滴定法测定药物含量　编号：3-39

（1）技能要求

能独立、规范、熟练地对制剂（片剂）药物进行取样、称量、溶解、滴定等操作，正确观察、准确读数并记录。

（2）职业素养要求

工作服穿着规范，不披发、化妆和佩戴首饰，双手干净；测定前能做好仪器、药品清点；最后能按要求将仪器、药品复位并清场。

40. 容量分析中片剂药物含量测定的计算　编号：3-40

（1）技能要求

利用记录的原始数据，选择适当的公式进行数据处理，其结果与药典标准比较，得出客观的结果。

（2）职业素养要求

工作服穿着规范，不披发、化妆和佩戴首饰，双手干净。

41. 碘量法测定药物含量　编号：3-41

（1）技能要求

能独立、规范、熟练地对药物进行取量、溶解、滴定等操作，正确观察、准确读数并记录。

（2）职业素养要求

工作服穿着规范，不披发、化妆和佩戴首饰，双手干净；测定前能做好仪器、药品清点；最后能按要求将仪器、药品复位并清场。

42. 容量分析中注射剂药物含量测定的计算　编号：3-42

（1）技能要求

利用记录的原始数据，选择适当的公式进行数据处理，其结果与药典标准比较，得出客观的结果。

（2）职业素养要求

工作服穿着规范，不披发、化妆和佩戴首饰，双手干净。

43. 配位滴定法测定药物含量　编号：3-43

（1）技能要求

能独立、规范、熟练地对固体原料药物进行取样、称量、溶解、等操作，正确观察、准确读数并记录。

（2）职业素养要求

工作服穿着规范,不披发、化妆和佩戴首饰,双手干净;鉴别前能做好仪器、药品清点;最后能按要求将仪器、药品复位并清场。

44. 紫外-可见分光光度计测定药物的含量　编号:3-44

(1)技能要求

能独立、规范、熟练地对制剂(片剂)药物进行取样、称量、溶解、过滤、吸光度测定等操作,正确观察、准确读数、记录,利用合适的公式进行数据处理,得出客观的结果。

(2)职业素养要求

工作服穿着规范,不披发、化妆和佩戴首饰,双手干净;测定前能做好仪器、药品清点;最后能按要求将仪器、药品复位并清场。

45. 气相色谱法测定药物的含量　编号:3-45

(1)技能要求

能熟练说出气相色谱仪基本组成、主要色谱柱类型及色谱图中峰高、峰宽的含义;根据气相色谱图熟练地计算分离度;熟练用内标法计算药品含量。

(2)职业素养要求

工作服穿着规范,不披发、化妆和佩戴首饰,双手干净;测定前能做好仪器、药品清点;最后能按要求将仪器、药品复位并清场。

46. 液相色谱法测定药物的含量　编号:3-46

(1)技能要求

能熟练说出液相色谱仪基本组成、主要色谱柱类型及色谱图中峰高、峰宽的含义;根据液相色谱图熟练地计算理论塔板数;熟练用外标法计算药品含量。

(2)职业素养要求

工作服穿着规范,不披发、化妆和佩戴首饰,双手干净;测定前能做好仪器、药品清点;最后能按要求将仪器、药品复位并清场。

模块四　药品营销

药品营销模块要求掌握药品营销技能,包括药品(企)市场调查、药品经营相关法律法规、药品的真假伪劣识别、药品的采购与验收、药品的分类与陈列、药品的保管与养护、药品的广告与促销、药品的销售技巧、药品(企)的财务管理、药品招投标的定价策略、药品的销售管理、药品的售后服务共12个典型专业技能。

1. 药品(企)市场调查　编号:4-1

(1)技能要求

考核学生问卷设计能力,要求被测学生根据给定的调查项目,设计一份药品(企)市场调查的调查问卷,独立完成并体现良好职业精神与职业素养。能熟练运用市场调研的相关知识分析药品(企)市场,确定调查目的与调查对象;调查问卷结构完整,内容充实,科学,符合调查需要;文字通俗易懂、简洁、措词客观;问题清晰、具体、准确,紧扣主题,有趣味性。

(2)职业素养要求

服装整洁;字迹清晰;文字措词亲切;态度诚恳。

2. 药品经营相关法律法规　编号:4-2

(1)技能要求

考核学生掌握《药品管理法》等法律法规基本知识,能指出药品经营活动中存在的违法违规行为,独立完成并体现良好职业精神与职业素养。正确掌握药品经营相关法律法规和管理规定,能指出案例中存在的违法行为,并能说明违法行为依据的法律文本及条款。

(2)职业素养要求

具有良好职业道德,符合药品经营企业基本的管理常识和服务要求;工作服穿着整洁,不披发、化妆和佩戴首饰,双手洁净,不染指甲,不留长指甲;回答问题时面带微笑,语言亲切,态度和蔼,逻辑准确。

3. 药品的真假伪劣识别　编号:4-3

(1)技能要求

考核学生对《药品管理法》及实施条例和GSP的基本知识,懂得真假伪劣药品的相关管理规定,要求学生能够识别药品的真假伪劣,独立完成并体现良好职业精神与职业素养。能正确解释真假伪劣药品的相关管理规定;能正确解释批准文号字母、每个数字代表的意思,鉴别药品的真假伪劣。

(2)职业素养要求

具有良好的职业道德,符合企业基本的质量管理常识和服务要求;工作服穿着整洁,不披发、化妆和佩戴首饰,双手洁净,不染指甲,不留长指甲;回答问题时面带微笑,语言亲切,态度和蔼,逻辑准确。

4. 药品的采购与验收　编号:4-4

(1)技能要求

考核学生对于药品的采购、验收入库及出库管理的相关规定,要求学生掌握药品采购的基本原则及程序;能对抽取的药品进行正确的验收,确定是否合格;能真实、准确、完整地填写验收记录;能对药品进行正确的出库验发;独立完成并体现良好职业精神与职业素养。

药品质量验收记录表

到货日期	品名	剂型	规格	数量	单位	供货单位	生产企业	生产批号	有效期	批准文号	注册商标	外观质量	包装质量	验收结论	验收员	备注

(2)职业素养要求

具有良好的职业道德,符合企业基本的质量常识和服务要求;操作时严肃认真,一丝不苟;工作服穿着整洁,不披发、化妆和佩戴首饰,双手洁净,不染指甲,不留长指甲;填写内容真实、准确、完整,字迹清晰;回答问题时语言亲切,态度和蔼,逻辑准确。

5. 药品的分类与陈列　编号:4-5

(1)技能要求

考核学生正确区分药品与非药品、非处方药(内服和外用)与处方药(内服和外用),能按照药品品种、规格、剂型和用途正确地分类陈列药品,满足相应的技术指标。要求学生对抽取的药品进行分类和陈列,独立完成并体现良好职业精神与职业素养。能根据药品分类陈列原则,在规定时间内依据药品品种、规格、剂型,按照内科用药(包括13个小类)、外用药、妇科用药等标识牌正确、整齐地分类陈列50种药品(从规定范围内药品中随机抽取)。

(2)职业素养要求

具有良好的职业道德,符合企业基本的质量常识和服务要求;操作时严肃认真,一丝不苟,着工作服、戴工作帽(头发不外露),工作服帽整洁、双手洁净,不染指甲,不留长指甲;药品陈列位置准确且整齐美观、间隔适宜。

6. 药品的保管与养护　编号:4-6

(1)技能要求

考核学生掌握常见药品(含中药饮片)的分类储存及日常养护的相关规定与技能。要求学生能根据药品的剂型、饮片的特性和理化性质等特点,在规定的时间内回答所抽取的药品(含中药饮片)的分类、仓储条件、保管、养护等方面的问题,独立完成并体现良好职业精神与职业素养。能根据药品的剂型、理化性质等特点,在规定的时间内回答所抽取的药品的分类、仓储条件、保管、养护等方面的问题。

(2)职业素养要求

具有良好的职业道德,符合企业基本的质量常识和服务要求;工作服穿着整洁,不披发、不化妆和不佩戴首饰,戴工作帽(头发不外露),双手洁净,不染指甲,不留长指甲;回答问题时语言亲切,态度和蔼,逻辑准确。

7. 药品的广告与促销　编号:4-7

(1)技能要求

考核学生掌握药品POP广告设计和药店促销活动方案的设计要素。要求被测学生能设计药品POP广告和促销活动海报,能准确表达所设计产品的要素或活动方案的含义,独立完成并体现良好职业精神与职业素养。有简单的广告文案基础、广告创意、简单图案表达和文字功力。

(2)职业素养要求

服装整洁,体态端庄大方,面带微笑;普通话标准,语言明细,逻辑准确,肢体语言恰当;善于沟通,给人以亲切感。

8. 药品的销售技巧　编号:4-8

(1)技能要求

考核学生熟练运用药品销售技巧的相关知识分析案例的能力;能回答销售接近、销售洽谈和销售成交三个环节所选择的策略技巧,独立完成并体现良好职业精神与职业素养。

根据如下的完整销售过程,试讲述药品销售技巧的范围,销售接近、销售洽谈、销售成交的原则与注意事项,并根据以下销售过程,分析销售接近、销售洽谈和销售成交的技巧。

销售员:"经理您好,我是一力制药的业务员张康,我带来了一种治疗感冒的新药,耽误您一点时间,请您看一下,是这种。"

药店经理:"治疗感冒的药?我们不要。"

销售员:"这么说,您的药店已经有了治疗病毒性感冒的药?"

药店经理:"已经有了很多种了。有安安制药生产的,有……"

销售员:"可真不少,看来您对药品一定是内行,为了病人,您想得可真周到啊!"

药店经理:"实在没有办法,周围还有几家药店,为了能站得住脚,也只能如此。药的品种尽量全,价格尽量低。"

销售员:"您真不容易,不过,我今天带来的治疗感冒的药品是新药,在其它地区病人反映疗效很好,由于利润比其它感冒药高,所以许多药店也比较乐意接受。"

药店经理:"其他地区销售情况不错吗?"

销售员:"确实不错。您看,这是××地区××药店这个月的订单。在这附近,如果您能试用的话,其它药店我就不去了。"

药店经理:"我试试吧,多少钱?"

销售员:"这是价目表,请您过目。如果销量大的话,我们公司还给予一定的优惠,这是……"

药店经理:"好,那就先要两件吧。"

销售员:"太好了。以后需要什么,可以随时和我联系,这是我的名片。"

药店经理:"好,有什么新品种,咱们多联系,这是我的名片。"

(2)职业素养要求

服装整洁,体态端庄大方,面带微笑;普通话标准,语言简洁、准确、生动,语速适中;条理清楚,给人以亲切感。

9. 药品(企)的财务管理　编号:4-9

(1)技能要求

考核被测学生掌握药品(企)的成本、费用、国家税金和企业利润的基本构成和逻辑关系,能准确计算药品(企)成本、费用、税金和利润,独立完成并体现良好职业精神与职业素养。根据给出的药品生产、销售和管理的相关数据分析药品在一段时间内为企业创造的纯利润;根据给出的药品经营企业采购、销售和管理的相关数据分析药品经营企业在一段时间内获取的纯利润。

(2)职业素养要求

服装整洁,体态端庄大方,面带微笑;普通话标准,语言简洁、准确、生动,语速适中;条理清楚,给人以亲切感。

10. 药品招投标的定价策略　编号：4-10

（1）技能要求

考核学生对药品的定价方法和价格策略的灵活运用，要求学生能分析出策略的优缺点，以便于掌握定价策略的风险性，独立完成并体现良好职业精神与职业素养。掌握药品价格构成的要素，熟悉药品招投标的一般程序，了解药品的定价方法，懂得药品定价策略及其优缺点。

（2）职业素养要求

服装整洁，体态端庄大方，面带微笑；普通话标准，语言简洁、准确、生动，语速适中；条理清楚，给人以亲切感。

11. 药品的销售管理　编号：4-11

（1）技能要求

考核学生药品购销合同的签订，要求学生根据提供的药品信息填写购销合同，不得缺项、漏项和随意增加条款，独立完成并体现良好职业精神与职业素养。掌握药品购销经济法规和《合同法》的相关规定，能根据提供的药品信息填写药品购销合同，能根据情况约定相关合同条款；文字、数字填写规范，大小写准确、合理。

（2）职业素养要求

符合企业基本的营销常识和服务要求；工作时严肃认真，一丝不苟；工作服穿戴整齐，双手洁净，不染指甲，不留长指甲；填写记录时字迹清晰，回答问题时语言亲切，态度和蔼，条理清楚。

12. 药品的售后服务　编号：4-12

（1）技能要求

考核药品和药企营销客户档案的建立，要求被测学生熟悉营销客户档案内容，能准确从所给出的客户资料中录用信息，独立完成并体现良好职业精神与职业素养。掌握营销客户档案所应该包含的内容，能设计客户营销档案登记表，并能准确从所给出的客户资料中录用信息。

（2）职业素养要求

服装整洁，体态端庄大方，面带微笑；普通话标准，语言明细，逻辑准确，肢体语言恰当；善于沟通，给人以亲切感。

三、专业技能抽查方式

药学专业技能抽查内容设置为基础模块、药学服务、制剂生产与检验、药品营销四个模块，共147个专业技能点，127个抽查试题。要求学生能按照操作规范独立完成，并体现良好的职业精神与职业素养。抽考由省教育厅相关组织机构组织，随机抽取相应模块的试题进行测试，被测学生在规定时间内独立完成。

每位考生从本次考核的试题组合中抽选1个基础技能试题；从2个药学服务试题、2个制剂生产与检验试题和2个药品营销试题中抽选1个试题，共2个试题进行测试。

试题抽选流程框图如下：

教育主管部门抽选的试题组合编号为：

基础技能模块：A1、A2、A3、A4、A5、A6 六题，考点准备 18 个工位(每题 2 个测试工位，1 个备份工位)；

药学服务模块：B1、B2 二题，考点准备 4 个工位(每题 2 个考试工位)；

制剂生产与检验模块：C1、C2 二题，考点准备 6 个工位(每题 2 个测试工位，1 个备份工位)；

药品营销模块：D1、D2 二题，考点准备 4 个工位(每题 2 个测试工位)。

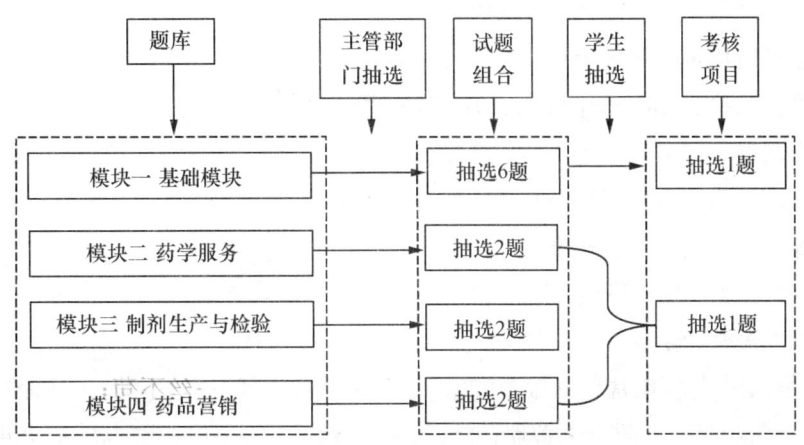

药学专业技能考核项目试题抽选框图

抽签方式：

试题组合抽取：教育主管部门在测试前 2 天抽选本次技能考核的考题组合。试题组合由 6 个基本技能试题、2 个药学服务试题、2 个制剂生产与检验试题和 2 个药品营销试题组成，并通知考点做好相应的准备工作，同时考点应做好试题的保密工作。

抽查学校顺序抽取：省教育厅组织随机抽取完成。

抽查学生顺序抽取：按照抽查学校顺序，由学校领队为本校学生抽取学生参加测试的顺序号，抽签结果登记备案。

抽查学生场次抽取：测试前由考生本人在规定地点抽取测试的场次，抽签结果登记备案。

抽查学生试题抽取：参加测试的学生在相应的场次地点，于测试前 40 分钟到达候考场，工作人员组织学生随机抽签确定测试的试题，并登记备案。

抽查学生工位抽取：学生随机抽签确定试题后，考试前抽取工位号，并登记备案。

测试结束后，学生离场，不得返回候考场。

抽签注意事项：

1. 抽签时选手要携带身份证、学生证、准考证。
2. 考生在按会务组统一安排的规定地点抽取考试场次号。

3. 考生在考试前半小时到规定地点抽取考试顺序号。

4. 考生抽签后,经工作人员确认后,将抽签结果填在登记表上,并核对考生信息后签字。

5. 抽签后在候考室准备,依次进入考场考试。

6. 考生妥善保管考试顺序号,考前进行检查核对。

四、参照标准与规范

1. 中国药典(2010 版);

2. 药品生产质量管理规范(2010 版);

3. 药品经营质量管理规范(2013 版);

4. 中国药品检验标准操作规范(2010 版);

5. 药物制剂工国家职业标准;

6. 医药商品购销员国家职业标准;

7. 中药调剂员国家职业标准;

8. 中药购销员国家职业标准;

9. 中华人民共和国药品管理法;

10. 中华人民共和国药品管理法实施条例;

11. 处方药与非处方药分类管理办法;

12. 药品说明书和标签管理规定;

13. 麻醉药品和精神药品管理条例;

14. 医疗用毒性药品管理办法;

15. 抗菌药物临床应用指导原则;

16. 药品不良反应报告和监测管理办法;

17. 高等职业学校专业教学标准(试行,2012 版)。

第二部分　药学专业技能抽查题库

药学专业学生专业技能抽查题库设置为基础模块、药学服务、制剂生产与检验、药品营销四个模块，共127个试题，涵括147个技能点。要求学生能按照操作规范独立完成，并体现良好的职业精神与职业素养。

基础模块包括甘油栓贮存法等条目的查阅、热原检查法等条目的查阅、容量瓶和移液管的洗涤、酸式滴定管和碱式滴定管的洗涤、容量瓶的校正、移液管的校正、固体药品的称量、液体药品的称量、移液管的使用、刻度吸管的使用、一定物质的量浓度的 Na_2CO_3 溶液的配制、一定质量浓度的 NaCl 溶液的配制、盐酸溶液的稀释、医用酒精的稀释、氢氧化钠滴定液的标定、碘滴定液的标定、钙盐的鉴别、铁盐的鉴别、硫酸盐的鉴别、酒石酸盐的鉴别、盐酸利多卡因注射液 pH 的测定、盐酸普鲁卡因注射液 pH 的测定、萃取-粗乙酸乙酯的精制、自制阿司匹林的重结晶、进入洁净区前洗手消毒、洁净工作服的着装、散剂中水分的测定、浓缩蜜丸中水分的测定、散剂装量差异检查、片剂重量差异检查、显微镜的构造及使用、临时装片的制作、根及根茎类养生中药性状鉴别、花/果实种子类养生中药性状鉴别、皮/全草/菌/动物类养生中药性状鉴别、阿司匹林肠溶片说明书的阅读、苯磺酸氨氯地平片说明书的阅读、专业数据库信息检索、药学网站信息检索共39个试题。

药学服务模块包括呼吸系统常见病处方分析、血液系统常见病处方分析、呼吸系统常见病处方调配、消化系统常见病处方调配、高血压用药指导、心绞痛用药指导、急性肠炎用药指导、消化性溃疡用药指导、普通感冒用药指导、支气管哮喘用药指导、糖尿病用药指导、甲亢用药指导、手足癣用药指导、荨麻疹用药指导、口腔溃疡用药指导、青光眼用药指导、氨基糖苷类抗生素的合理应用、β-内酰胺类抗生素的合理应用、维生素类药的合理应用、矿物质类药的合理应用、栓剂的正确使用、泡腾片的正确使用、儿童用药指导、老年人用药指导、盐酸环丙沙星不良反应监测、青霉素不良反应监测、麻醉药品的管理与使用、精神药品的管理与使用、价格投诉应对、质量投诉应对共30个试题。

制剂生产与检验模块包括痱子粉制备、阿司匹林胶囊原辅料前处理、全自动胶囊填充机指认、胶囊剂装量差异检查、碳酸氢钠颗粒剂制粒、颗粒剂粒度检查、颗粒剂配料称量记录填写、空白片制备、片剂脆碎度检查、片剂崩解时限检查、六味地黄丸制备、水杨酸滴丸制备、甘油栓制备、甘油明胶空白栓制备、O/W 型乳剂型基质制备、复方锌糊制备、10%葡萄糖注射剂配制、10%葡萄糖注射剂灌封、注射剂澄明度检查、阿司匹林的化学鉴别、异烟肼片的化学鉴别、甘油相对密度的测定、葡萄糖比旋度的测定、葡萄糖中氯化物的检查、葡萄糖中铁盐的检查、葡萄糖中蛋白质的检查、肾上腺素中酮体的检查、酸碱滴定法测定水杨酸的含量、亚硝酸钠滴定法测定磺胺嘧啶片的含量、碘量法测定维生素 C 注射液的含量、配位滴定法测定活性钙片的含量、紫外-可见分光光度法测定盐酸氯丙嗪片的含量、气相色谱法测定维生素 E 的含量、高效液相色谱法测定氢化可的松的含量共34个试题。

药品营销模块包括药品市场调查问卷设计、药店市场调查问卷设计、药品违法案例分析、医院违法案例分析、真假药品的识别、真劣药品的识别、液体制剂的采购与验收、固体制剂的采购与验收、药品的分类与陈列、药品的分类与整理、化学药品的保管与养护、中药饮片的保管与养护、药品的POP广告设计、药店的促销活动广告设计、药品销售接近的技巧、药品销售成交的技巧、药品的经济效益分析、药品经营企业的经济效益分析、药品招投标定价策略分析、药品购销合同的签订、药品招标购销合同的签订、药品经营企业客户档案的建立、药品生产企业客户档案的建立共23个试题。

模块一 基础模块题库

1-1 甘油栓贮存法等条目的查阅考核 技能点编号：1-1

（1）任务描述

工作任务内容：在给定的《中国药典》（2010版）中正确查阅到甘油栓贮存法、甘油的相对密度、注射用水质量检查项目、滴眼剂质量检查项目、葡萄糖注射液规格、微生物限度检查法、青霉素V钾片溶出度检查方法、盐酸吗啡类别8个条目。

要求：能在规定时间内完成任务。

提交的相关材料：药典任务试卷。

（2）实施条件

表1-1-1 甘油栓贮存法等条目的查阅考核试题实施条件

项目	基本实施条件	备注
场地	40平方米实训室一间。	必备
工具	《中国药典》（2010版）全套。	必备
测评专家	每2名考生配备1名考评员，考评员具备至少一年以上药学专业教学经历。	必备

（3）考核时量

20分钟。

（4）评价标准

表1-1-2 甘油栓贮存法等条目的查阅考核试题评价标准

评价内容	分值	考核点及评分细则
职业素养与操作规范 20分	5	工作服穿着规范，双手洁净，不染指甲，不留长指甲，不披发得5分。
	5	爱护药典，没有损坏和污染得5分。
	5	字迹工整得5分。
	5	查阅后药典复位得5分。
技能80分	10	甘油栓贮存法正确得10分。
	10	甘油的相对密度正确得10分。
	10	注射用水质量检查项目正确得10分。
	10	滴眼剂质量检查项目正确得10分。
	10	葡萄糖注射液规格正确得10分。
	10	微生物限度检查法正确得10分。
	10	青霉素V钾片溶出度检查方法正确得10分。
	10	盐酸吗啡类别正确得10分。

1-2 热原检查法等条目的查阅考核　技能点编号:1-1

(1)任务描述

工作任务内容:在给定的《中国药典》(2010版)中正确查阅到热原检查法、密闭、密封、冷处、阴凉处的含义、甘草性状、丸剂重量差异检查方法、生物制品包装规程、益母草流浸膏乙醇量、流浸膏剂制备方法、易溶、略溶的含义8个条目。

要求:能在规定时间内完成任务。

提交的相关材料:药典任务试卷。

(2)实施条件

表1-2-1　热原检查法等条目的查阅考核试题实施条件

项目	基本实施条件	备注
场地	40平方米实训室一间。	必备
工具	《中国药典》(2010版)全套。	必备
测评专家	每2名考生配备1名考评员,考评员具备至少一年以上药学专业教学经历。	必备

(3)考核时量

20分钟。

(4)评价标准

表1-2-2　热原检查法等条目的查阅考核试题评价标准

评价内容	分值	考核点及评分细则
职业素养与操作规范 20分	5	工作服穿着规范,双手洁净,不染指甲,不留长指甲,不披得发5分。
	5	爱护药典,没有损坏和污染得5分。
	5	字迹工整得5分。
	5	查阅后药典复位得5分。
技能80分	10	热原检查法正确得10分。
	10	密闭、密封、冷处、阴凉处的含义正确得10分。
	10	甘草性状正确得10分。
	10	丸剂重量差异检查方法正确得10分。
	10	生物制品包装规程正确得10分。
	10	益母草流浸膏乙醇量正确得10分。
	10	流浸膏剂制备方法正确得10分。
	10	易溶、略溶的含义正确得10分。

1-3 容量瓶和移液管的洗涤考核　技能点编号:1-2

(1)任务描述

工作任务内容:按照容量仪器的洗涤要求,洗涤一个容量瓶和一支移液管。

要求:选择正确的洗涤方法,操作熟练,遵守企业的操作规范,体现良好的职业精神与职业素养。

提交的相关材料:洗涤干净的容量瓶和移液管。

(2)实施条件

表 1-3-1　容量瓶和移液管的洗涤考核试题实施条件

项目	基本实施条件	备注
场地	60 平方米药物分析实训室一间。	必备
工具	容量瓶、移液管、烧杯、洗耳球、铬酸洗液、纯化水、洗瓶、移液管架等。	必备
测评专家	每 2 名考生配备 1 名考评员。考评员要求具备至少一年以上药品检验工作经验，或具备三年以上药物分析实训指导经历。	必备

(3) 考核时量

20 分钟。

(4) 评价标准

表 1-3-2　容量瓶和移液管的洗涤考核试题评价标准

评价内容	分值	考核点及评分细则
职业素养与操作规范 20 分	5	工作服穿着规范，双手洁净，不染指甲，不留长指甲，不披发得 5 分。
	5	清查给定的试剂、仪器等得 5 分。
	5	爱护仪器，不浪费试剂得 5 分。
	5	操作完毕后按要求将试剂、仪器等清理复位得 5 分。
技能 80 分	6	容器用自来水初步洗涤得 6 分。
	5	洗涤容器外壁得 5 分。
	5	沥尽明水得 5 分。
	6	加入铬酸洗液得 6 分。
	8	用铬酸洗液正确洗涤仪器得 8 分。
	6	将洗液倒入原瓶，并沥尽洗液得 6 分。
	8	用自来水洗涤干净得 8 分。
	4	判断污物是否除尽得 4 分。
	4	沥尽自来水得 4 分。
	8	用纯化水洗涤 3~5 次得 8 分。
	5	检查确认洗净得 5 分。
	5	放置已洗净的仪器得 5 分。
	10	在规定时间内完成任务得 10 分。

1-4　酸式滴定管和碱式滴定管的洗涤考核　技能点编号：1-2

(1) 任务描述

工作任务内容：按照容量仪器的洗涤要求，洗涤一支酸式滴定管和一支碱式滴定管。

要求：选择正确的洗涤方法，操作熟练，遵守企业的操作规范，体现良好的职业精神与职业素养。

提交的相关材料：洗涤干净的酸式滴定管和碱式滴定管。

(2) 实施条件

表 1-4-1　酸式滴定管和碱式滴定管的洗涤考核试题实施条件

项目	基本实施条件	备注
场地	60 平方米药物分析实训室一间。	必备
工具	酸式和碱式滴定管、烧杯、洗瓶、洗耳球、铬酸洗液、纯化水等。	必备
测评专家	每 2 名考生配备 1 名考评员。考评员要求具备至少一年以上药品检验工作经验，或具备三年以上药物分析实训指导经历。	必备

(3)考核时量

20分钟。

(4)评价标准

表1-4-2 酸式滴定管和碱式滴定管的洗涤考核试题评价标准

评价内容	分值	考核点及评分细则
职业素养与操作规范 20分	5	工作服穿着规范,双手洁净,不染指甲,不留长指甲,不披发得5分。
	5	清查给定的试剂、仪器等得5分。
	5	爱护仪器,不浪费试剂得5分。
	5	操作完毕后按要求将试剂、仪器等清理复位得5分。
技能80分	5	用肥皂洗手后冲洗干净得5分。
	5	容器用自来水初步洗涤得5分。
	5	洗涤容器外壁得5分。
	5	沥尽明水得5分。
	6	加入铬酸洗液得6分。
	5	用铬酸洗液正确洗涤仪器得5分。
	5	将洗液倒入原瓶,并沥尽洗液得5分。
	8	用自来水冲洗干净得8分。
	4	判断污物是否除尽得4分。
	4	沥尽自来水得4分。
	8	用纯化水洗涤3～5次得8分。
	5	检查确认洗净得5分。
	5	放置已洗净的仪器得5分。
	10	在规定时间内完成任务得10分。

1-5 容量瓶的校正考核　技能点编号:1-2、1-3

(1)任务描述

工作任务内容:精密称定干净、干燥的空容量瓶的质量,然后加温度一致的水至刻度(注意刻度之上不能留水珠,否则应用干燥滤纸擦干),塞上瓶塞,精密称定容量瓶和水的总质量。根据水的质量和该水温下水的密度计算出该容量瓶的容积和该容量瓶的校正值。

要求:操作熟练、规范,计算正确。

提交的相关材料:数据记录及结果。

(2)实施条件

表1-5-1 容量瓶的校正考核试题实施条件

项目	基本实施条件	备注
场地	60平方米药物分析实训室一间。	必备
设备	电子天平(万分之一)。	必备
工具	容量瓶、温度计、烧杯、玻棒、滤纸、纯化水等。	必备(允许自带计算器)
测评专家	每2名考生配备1名考评员。考评员要求具备至少一年以上药品检验工作经验,或具备三年以上药物分析实训指导经历。	必备

(3)考核时量

20分钟。

(4)评价标准

表1-5-2　容量瓶的校正考核试题评价标准

评价内容	分值	考核点及评分细则
职业素养与操作规范 20分	5	工作服穿着规范,双手洁净,不染指甲,不留长指甲,不披发得5分。
	5	清查给定的试剂、仪器、检验报告单等得5分。
	5	爱护仪器,不浪费药品、试剂,及时记录实验数据得5分。
	5	操作完毕后按要求将仪器、试剂等清理复位得5分。
技能80分	4	使干净、干燥容量瓶和装水烧杯温度一致得4分。
	6	调节天平水平及清零得6分。
	6	称出干净、干燥空容量瓶的质量得6分。
	4	称量结束后及时清洁天平并复位得4分。
	10	将烧杯中的水转移至容量瓶中并不超过刻度线得10分。
	6	称出容量瓶和水的质量得6分。
	10	计算公式正确得10分。
	8	计算结果正确得8分。
	16	重复校正一次得16分。
	10	在规定的时间内完成得10分。

1-6　移液管的校正考核　技能点编号:1-2、1-3

(1)任务描述

工作任务内容:精密称定干净、干燥的空锥形瓶的质量,然后用移液管吸取温度一致的水至刻度,将水放入锥形瓶中,精密称锥形瓶和水的总质量。根据水的质量和该水温下水的密度计算出该移液管的容积和该移液管的校正值。

要求:操作熟练、规范,计算正确。

提交的相关材料:数据记录及结果。

(2)实施条件

表1-6-1　移液管的校正考核试题实施条件

项目	基本实施条件	备注
场地	60平方米药物分析实训室一间。	必备
设备	电子天平(万分之一)。	必备
工具	移液管、锥形瓶、温度计、烧杯、玻棒、滤纸、纯化水等。	必备(允许自带计算器)
测评专家	每2名考生配备1名考评员。考评员要求具备至少一年以上药品检验工作经验,或具备三年以上药物分析实训指导经历。	必备

(3)考核时量

20 分钟。

(4)评价标准

表 1-6-2　移液管的校正考核试题评价标准

评价内容	分值	考核点及评分细则
职业素养与操作规范 20分	5	工作服穿着规范,双手洁净,不染指甲,不留长指甲,不披发得5分。
	5	清查给定的试剂、仪器、检验报告单等得5分。
	5	爱护仪器,不浪费试剂,及时记录实验数据得5分。
	5	操作完毕后按要求将仪器、药品、试剂等清理复位得5分。
技能 80 分	4	使干净的移液管和装水烧杯温度一致得4分。
	6	调节天平水平及清零得6分。
	6	称出干净、干燥的锥形瓶的质量得6分。
	4	称量结束后及时清洁天平并复位得4分。
	10	使用移液管将烧杯中的水移入锥形瓶得10分。
	6	称出锥形瓶和水的质量得6分。
	10	计算公式正确得10分。
	8	计算结果正确得8分。
	16	重复校正一次得16分。
	10	在规定的时间内完成得10分。

1-7　固体药品的称量考核　技能点编号:1-4

(1)任务描述

工作任务内容:选择合适的电子天平用减量法精密称定约 x 克给定的固体药品2份。

要求:正确选择天平,操作规范,结果符合要求。

提交的相关材料:数据记录及结果。

(2)实施条件

表 1-7-1　固体药品的称量考核试题实施条件

项目	基本实施条件	备注
场地	60平方米药物分析实训室一间。	必备
设备	电子天平(万分之一、千分之一)。	必备
工具	称量瓶、研钵、烧杯、固体药品、纸条等。	必备
测评专家	每2名考生配备1名考评员。考评员要求具备至少一年以上药品生产、检验工作经验,或具备三年以上药物生产、检验实训指导经历。	必备

(3)考核时量

20 分钟。

(4)评价标准

表 1-7-2　固体药品的称量考核试题评价标准

评价内容	分值	评分细则
职业素养与操作规范 20 分	5	工作服穿着规范，双手洁净，不染指甲，不留长指甲，不披发得 5 分。
	5	爱护仪器，不浪费药品、试剂，及时记录实验数据得 5 分。
	5	操作完毕后将仪器、药品、试剂等清理复位得 5 分。
	5	清场得 5 分。
技能 80 分	7	天平选择正确得 7 分。
	3	天平清扫得 3 分。
	3	天平各部件及水平检查得 3 分。
	2	开机预热操作正确得 2 分。
	5	称量时被测物品轻拿轻放得 5 分。
	5	天平开关动作轻、缓、匀得 5 分。
	5	称量瓶放在称盘中的中间位置得 5 分。
	5	试样的倾出与回磕操作动作标准得 5 分。
	5	读数时天平侧门关闭得 5 分。
	5	天平稳定后正确读数得 5 分。
	10	称量值在规定范围内得 10 分。
	10	重复操作精密称定出另一份固体药物得 10 分。
	5	称量结束后关机得 5 分。
	10	在规定时间内完成任务得 10 分。

1-8　液体药品的称量考核　技能点编号：1-4

(1)任务描述

工作任务内容：选择合适的电子天平用减量法称定约 x 克给定的液体药品 2 份。

要求：正确选择天平，操作规范，结果符合要求。

提交的相关材料：数据记录及结果。

(2)实施条件

表 1-8-1　液体药品的称量考核试题实施条件

项目	基本实施条件	备注
场地	60 平方米药物分析实训室一间。	必备
设备	电子天平(万分之一、千分之一)。	必备
工具	滴瓶、锥形瓶、液体药品、纸条等。	必备
测评专家	每 2 名考生配备 1 名考评员。考评员要求具备至少一年以上药品生产、检验工作经验，或具备三年以上药物生产、检验实训指导经历。	必备

(3)考核时量

20 分钟。

(4) 评价标准

表 1-8-2 液体药品的称量考核试题评价标准

评价内容	分值	考核点及评分细则
职业素养与操作规范 20 分	5	工作服穿着规范,双手洁净,不染指甲,不留长指甲,不披发得 5 分。
	5	爱护仪器,不浪费药品、试剂,及时记录实验数据得 5 分。
	5	操作完毕后将仪器、药品、试剂等清理复位得 5 分。
	5	清场得 5 分。
技能 80 分	7	天平选择正确得 7 分。
	3	天平清扫得 3 分。
	3	天平各部件及水平检查得 3 分。
	2	开机预热操作正确得 2 分。
	5	称量时被测物品轻拿轻放得 5 分。
	5	天平开关动作轻、缓、匀得 5 分。
	5	滴瓶放在称盘中的中间位置得 5 分。
	5	液体药品的取出操作标准得 5 分。
	5	读数时天平侧门关闭得 5 分。
	5	天平稳定后正确读数得 5 分。
	10	称量值在规定范围内得 10 分。
	10	重复操作称定出另一份液体药物得 10 分。
	5	称量完毕后关机得 5 分。
	10	在规定时间内完成任务得 10 分。

1-9 移液管的使用考核 技能点编号:1-2、1-5

(1) 任务描述

工作任务内容:选择合适的移液管准确移取一定体积的样品溶液 2 份。

要求:正确选择移液管,操作规范,移取结果符合要求。

提交的相关材料:移取的样品溶液。

(2) 实施条件

表 1-9-1 移液管的使用考核试题实施条件

项目	基本实施条件	备注
场地	60 平方米药物分析实训室一间。	必备
工具	移液管(10 mL、25 mL、50 mL)、锥形瓶(250 mL)、烧杯、洗耳球、试剂瓶、样品溶液、纯化水等。	必备
测评专家	每 2 名考生配备 1 名考评员。考评员要求具备至少一年以上药品生产、检验工作经验,或具备三年以上药物生产、检验实训指导经历。	必备

(3)考核时量

20分钟。

(4)评价标准

表1-9-2 移液管的使用考核试题评价标准

评价内容	分值	考核点及评分细则
职业素养与操作规范20分	5	工作服穿着规范,双手洁净,不染指甲,不留长指甲,不披发得5分。
	5	清查给定的试剂、仪器等得5分。
	5	爱护仪器,不浪费试剂,及时记录实验数据得5分。
	5	操作完毕后将仪器、试剂等清理复位得5分。
技能80分	5	用自来水初步洗涤移液管得5分。不合要求,每处扣2分,扣完为止。
	9	使用洗耳球吸取纯化水润洗移液管内壁3次得9分。不合要求,每处扣3分,扣完为止。
	6	把待移液部分转移至烧杯中得6分。不合要求,每处扣2分,扣完为止。
	9	使用洗耳球吸取待移液润洗移液管内壁3次得9分。不合要求,每处扣3分,扣完为止。
	10	吸取溶液一次成功得10分,每多一次扣2分,扣完为止。
	6	放出多余溶液得6分,液面放到刻度线以下扣6分。
	10	将移液管中的溶液转移到锥形瓶中得10分。不合要求,每处扣2分,扣完为止。
	5	液体全部流出后,停留15s得5分。不合要求扣5分。
	10	重复操作,移取第二份溶液得10分。不合要求,每处扣2分,扣完为止。
	10	在规定的时间内完成得10分。每超1分钟扣1分,扣完为止。

1-10 刻度吸管的使用考核 技能点编号:1-2、1-5

(1)任务描述

工作任务内容:选择合适的刻度吸管准确移取一定体积的样品溶液2份。

要求:正确选择刻度吸管,操作规范,移取结果符合要求。

提交的相关材料:移取的样品溶液。

(2)实施条件

表1-10-1 刻度吸管的使用考核试题实施条件

项目	基本实施条件	备注
场地	60平方米药物分析实训室一间。	必备
工具	刻度吸管(1 mL、2 mL、10 mL)、锥形瓶(250 mL)、烧杯、洗耳球、试剂瓶、样品溶液、纯化水等。	必备
测评专家	每2名考生配备1名考评员。考评员要求具备至少一年以上药品生产、检验工作经验,或具备三年以上药物生产、检验实训指导经历。	必备

(3)考核时量

20 分钟。

(4) 评价标准

表 1-10-2　刻度吸管的使用考核试题评价标准

评价内容	分值	考核点及评分细则
职业素养与操作规范 20 分	5	工作服穿着规范，双手洁净，不染指甲，不留长指甲，不披发得 5 分。
	5	清查给定的试剂、仪器等得 5 分。
	5	爱护仪器，不浪费药品、试剂，及时记录实验数据得 5 分。
	5	操作完毕后将仪器、试剂等清理复位得 5 分。
技能 80 分	5	用自来水初步洗涤刻度吸管得 5 分。
	9	使用洗耳球吸取纯化水润洗刻度吸管内壁 3 次得 9 分。
	6	把待移液部分转移至烧杯中得 6 分。
	9	使用洗耳球吸取待移液润洗刻度吸管内壁 3 次得 9 分。
	10	吸取溶液一次成功得 10 分。
	6	放出多余溶液得 6 分。
	10	按要求将刻度吸管中的溶液定量转移到锥形瓶中得 10 分。
	5	读数准确得 5 分。
	10	重复操作，移取第二份溶液得 10 分。
	10	在规定的时间内完成得 10 分。

1-11　一定物质的量浓度的 Na_2CO_3 溶液的配制考核　技能点编号：1-2、1-4、1-5、1-6

(1) 任务描述

工作任务内容：准确称取一定质量的无水碳酸钠，溶解、定容、转移到合适的容量瓶内，配制成一定体积一定物质量浓度的碳酸钠溶液，再转移至试剂瓶并贴上标签。

要求：条理清楚、观察仔细、现象明显，按药物分析工的操作要求在规定时间内完成。

提交的相关材料：Na_2CO_3 溶液及实验报告单。

(2) 实施条件

表 1-11-1　一定物质的量浓度的 Na_2CO_3 溶液的配制考核试题实施条件

项目	基本实施条件	备注
场地	60 平方米药物分析实训室一间。	必备
设备	电子天平(万分之一)。	必备
工具	容量瓶(100 mL、200 mL、250 mL)、烧杯、试剂瓶、胶头滴管、玻璃棒、洗耳球、无水碳酸钠、称量纸、纯化水、标签纸等。	必备
测评专家	每 2 名考生配备 1 名考评员。考评员要求具备至少一年以上药品生产、检验工作经验，或具备三年以上药物生产、检验实训指导经历。	必备

(3) 考核时量

25 分钟。

(4)评价标准

表 1-11-2 一定物质的量浓度的 Na_2CO_3 溶液的配制考核试题评价标准

评价内容	分值	考核点及评分细则
职业素养与操作规范 20分	5	工作服穿着规范,双手洁净,不染指甲,不留长指甲,不披发得5分。
	5	清查给定的仪器、药品、报告单等得5分。
	5	爱护仪器,不浪费药品,及时记录实验数据得5分。
	5	溶液配制完毕后将仪器、药品等清理复位得5分。
技能80分	10	计算结果准确得10分。
	2	正确选择容量瓶得2分。
	6	调节天平水平及清零得6分。
	8	准确称量无水碳酸钠,且及时关闭天平得8分。
	10	在烧杯中用适量的纯化水溶解碳酸钠,玻璃棒搅拌得10分。
	9	玻璃棒引流,将溶解液转移至容量瓶中,并用纯化水洗涤烧杯内壁3次,洗涤液并入容量瓶得9分。
	8	继续加纯化水稀释,当加水至2/3容积时混匀得8分。
	10	离刻度线1~2厘米时改用胶头滴管定容,并充分混匀得10分。
	7	将配好的溶液转移至试剂瓶中并贴好标签得7分。
	10	在规定时间内完成任务得10分。

1-12 一定质量浓度的 NaCl 溶液的配制考核   技能点编号:1-2、1-4、1-5、1-7

(1)任务描述

工作任务内容:准确称取一定质量的固体氯化钠,溶解、定容、转移到合适的容量瓶内,配制成一定体积一定质量浓度的 NaCl 溶液,再转移至试剂瓶并贴上标签。

要求:条理清楚、观察仔细、现象明显,按药物分析工的操作要求在规定时间内完成。

提交的相关材料:NaCl 溶液及实验报告单。

(2)实施条件

表 1-12-1 一定质量浓度的 NaCl 溶液的配制考核试题实施条件

项目	基本实施条件	备注
场地	60平方米药物分析实训室一间。	必备
设备	电子天平(万分之一)。	必备
工具	容量瓶(100 mL、200 mL、250 mL)、烧杯、试剂瓶、胶头滴管、玻璃棒、洗耳球、固体氯化钠、称量纸、纯化水、标签纸等。	必备
测评专家	每2名考生配备1名考评员。考评员要求具备至少一年以上药品生产、检验工作经验,或具备三年以上药物生产、检验实训指导经历。	必备

(3)考核时量

25分钟。

(4)评价标准

表 1-12-2　一定质量浓度的 NaCl 溶液的配制考核试题评价标准

评价内容	分值	考核点及评分细则
职业素养与操作规范 20 分	5	工作服穿着规范,双手洁净,不染指甲,不留长指甲,不披发得 5 分。
	5	清查给定的仪器、药品、报告单等得 5 分。
	5	爱护仪器,不浪费药品,及时记录实验数据得 5 分。
	5	溶液配制完毕后将仪器、药品等清理复位得 5 分。
技能 80 分	10	计算结果准确得 10 分。
	2	正确选择容量瓶得 2 分。
	6	调节天平水平及清零得 6 分。
	8	正确称量固体氯化钠,且及时关闭天平得 8 分。
	10	在烧杯中用适量的纯化水溶解氯化钠,玻璃棒搅拌得 10 分。
	9	玻璃棒引流,将溶解液转移至容量瓶中,并用纯化水洗涤烧杯内壁 3 次,洗涤液并入容量瓶得 9 分。
	8	继续加纯化水稀释,当加水至 2/3 容积时混匀得 8 分。
	10	离刻度线 1~2 厘米时改用胶头滴管定容,并充分混匀得 10 分。
	7	将配好的溶液转移至试剂瓶中并贴好标签得 7 分。
	10	在规定时间内完成任务得 10 分。

1-13　盐酸溶液的稀释考核　技能点编号:1-2、1-5、1-8

(1)任务描述

工作任务内容:选择合适量程的移液管移取 8 mol/L 的盐酸溶液,转移至合适的容量瓶,定容,配制成 1 mol/L 的稀盐酸溶液,再转移至试剂瓶并贴上标签。

要求:条理清楚、观察仔细、现象明显,按药物分析工的操作要求在规定时间内完成。

提交的相关材料:1 mol/L 的稀盐酸溶液及实验报告单。

(2)实施条件

表 1-13-1　盐酸溶液的稀释考核试题实施条件

项目	基本实施条件	备注
场地	60 平方米药物分析实训室一间。	必备
工具	容量瓶(100 mL、200 mL、250 mL)、移液管(5 mL、10 mL、15 mL、25 mL)烧杯、试剂瓶、胶头滴管、玻璃棒、洗耳球、95% 医用酒精、8 mol/L 的盐酸、纯化水、标签纸等。	必备
测评专家	每 2 名考生配备 1 名考评员。考评员要求具备至少一年以上药品生产、检验工作经验,或具备三年以上药物生产、检验实训指导经历。	必备

(3)考核时量

25 分钟。

(4)评价标准

表 1-13-2　盐酸溶液的稀释考核试题评价标准

评价内容	分值	考核点及评分细则
职业素养与操作规范 20分	5	工作服穿着规范,双手洁净,不染指甲,不留长指甲,不披发得5分。
	5	清查给定的仪器、药品、报告单等得5分。
	5	爱护仪器,不浪费药品,及时记录实验数据得5分。
	5	溶液配制完毕后将仪器、药品等清理复位得5分。
技能 80分	10	计算结果准确得10分。
	10	正确选择移液管、待移液润洗(3次)、正确选择容量瓶得10分。
	10	准确移取一定体积的 8 mol/L 盐酸于干净烧杯中得10分。
	6	向烧杯中加少量水稀释,玻璃棒搅匀得6分。
	9	玻璃棒引流,将稀释液转移至容量瓶中,并用纯化水洗涤烧杯内壁3次得9分。
	8	继续加水稀释,当加水至2/3容积时混匀得8分。
	10	离刻度线1～2厘米时改用胶头滴管定容,并充分混匀得10分。
	7	将配好的溶液转移至试剂瓶中并贴好标签得7分。
	10	在规定时间内完成任务得10分。

1-14　医用酒精的稀释考核　技能点编号:1-2、1-5、1-8

(1)任务描述

工作任务内容:选择合适量程的移液管移取体积分数为95%的医用酒精,转移至合适的容量瓶,定容,配制成一定体积体积分数为75%的医用酒精,再转移至试剂瓶并贴上标签。

要求:条理清楚、观察仔细、现象明显,按药物分析工的操作要求在规定时间内完成。

提交的相关材料:医用酒精溶液及实验报告单。

(2)实施条件

表 1-14-1　医用酒精的稀释考核试题实施条件

项目	基本实施条件	备注
场地	60平方米药物分析实训室一间。	必备
工具	容量瓶(100 mL、200 mL、250 mL)、移液管(5 mL、10 mL、15 mL、25 mL)烧杯、试剂瓶、胶头滴管、玻璃棒、洗耳球、95%医用酒精、8 mol/L 的盐酸、纯化水、标签纸等。	必备
测评专家	每2名考生配备1名考评员。考评员要求具备至少一年以上药品生产、检验工作经验,或具备三年以上药物生产、检验实训指导经历。	必备

(3)考核时量

25分钟。

(4)评价标准

表 1-14-2　医用酒精的稀释考核试题评价标准

评价内容	分值	考核点及评分细则
职业素养与操作规范 20分	5	工作服穿着规范,双手洁净,不染指甲,不留长指甲,不披发得5分。
	5	清查给定的仪器、药品、报告单等得5分。
	5	爱护仪器,不浪费药品,及时记录实验数据得5分。
	5	溶液配制完毕后将仪器、药品等清理复位得5分。

续表

评价内容	分值	考核点及评分细则
技能 80 分	10	计算结果准确得 10 分。
	10	正确选择移液管、待移液润洗(3 次)、正确选择容量瓶得 10 分。
	10	准确移取一定体体积分数为 95% 的医用酒精于干净烧杯中得 10 分。
	6	向烧杯中加少量水稀释,玻棒搅匀得 6 分。
	9	玻璃棒引流,将稀释液转移至容量瓶中,并用纯化水洗涤烧杯内壁 3 次得 9 分。
	8	继续加水稀释,当加水至 2/3 容积时混匀得 8 分。
	10	离刻度线 1~2 厘米时改用胶头滴管定容,并充分混匀得 10 分。
	7	将配好的溶液转移至试剂瓶中并贴好标签得 7 分。
	10	在规定时间内完成任务得 10 分。

1-15 氢氧化钠滴定液的标定考核　技能点编号:1-4、1-5、1-7、1-9

(1)任务描述

工作任务内容:根据《中国药典》(2010 版)要求,用基准物邻苯二甲酸氢钾标定氢氧化钠滴定液的准确浓度一次。

要求:条理清楚、观察仔细、现象明显,按药物分析工的操作要求在规定时间内完成。

提交的相关材料:检验报告单。

(2)实施条件

表 1-15-1　氢氧化钠滴定液的标定考核试题实施条件

项目	基本实施条件	备注
场地	60 平方米药物分析实训室一间。	必备
设备	电子天平(万分之一)。	必备
工具	锥形瓶(100 mL、250 mL)、碘量瓶(100 mL、250 mL)、量筒、移液管(10 mL、25 mL)、洗耳球、称量纸、药匙、滤纸、酸式滴定管、碱式滴定管、凡士林、基准物邻苯二甲酸氢钾、待标定氢氧化钠滴定液、酚酞指示液。	必备(允许自带计算器)
测评专家	每 2 名考生配备 1 名考评员。考评员要求具备至少一年以上药品检验工作经验,或具备三年以上药物分析实训指导经历。	必备

(3)考核时量

25 分钟。

(4)评价标准

表 1-15-2　氢氧化钠滴定液的标定考核试题评价标准

评价内容	分值	考核点及评分细则
职业素养与操作规范 20 分	5	工作服穿着规范,双手洁净,不染指甲,不留长指甲,不披发得 5 分。
	5	清查给定的药品、试剂、仪器、药典、检验报告单等得 5 分。
	5	爱护仪器,不浪费药品、试剂,及时记录实验数据得 5 分。
	5	标定完毕后按要求将仪器、药品、试剂等清理复位得 5 分。

续表

评价内容	分值	考核点及评分细则
技能80分	2	调节天平水平及清零得2分。
	3	正确取样得3分。
	3	正确称量且其结果在规定范围内得3分。
	2	称量结束后及时清洁天平并复位得2分。
	4	药品转移至锥形瓶中得4分。
	4	量筒正确使用得4分。
	4	正确溶解药品得4分。
	3	加入指示剂得3分。
	6	滴定管的正确检漏、清洗、润洗得6分。
	2	装滴定液得2分。
	4	赶气泡、调零得4分。
	2	滴定过程左手动作规范得2分。
	2	滴定过程右手动作规范得2分。
	3	滴定速度控制当得3分。
	3	滴定终点判断正确得3分。
	3	读数正确得3分。
	7	计算公式正确得7分。
	8	结果计算正确得8分。
	5	标定结果与药典标准比较，完成药品标定报告，贴上标签得5分。
	10	在规定时间内完成任务得10分。

1-16 碘滴定液的标定考核　技能点编号：1-5、1-10

(1)任务描述

工作任务内容：根据《中国药典》(2010版)要求，用已知浓度的滴定液硫代硫酸钠标定碘滴定液的准确浓度一次。

要求：条理清楚、观察仔细、现象明显，按药物分析工的操作要求在规定时间内完成。

提交的相关材料：检验报告单。

(2)实施条件

表1-16-1　碘滴定液的标定考核试题实施条件

项目	基本实施条件	备注
场地	60平方米药物分析实训室一间。	必备
设备	电子天平(万分之一)。	必备
工具	锥形瓶(100 mL、250 mL)、碘量瓶(100 mL、250 mL)、量筒、移液管(10 mL、25 mL)、洗耳球、称量纸、药匙、滤纸、酸式滴定管、碱式滴定管、凡士林、硫代硫酸钠标准溶液、待标定碘滴定液、淀粉指示液等。	必备(允许自带计算器)
测评专家	每2名考生配备1名考评员。考评员要求具备至少一年以上药品检验工作经验，或具备三年以上药物分析实训指导经历。	必备

(3)考核时量

25分钟。

(4)评价标准

表 1-16-2　碘滴定液的标定考核试题评价标准

评价内容	分值	考核点及评分细则
职业素养与操作规范 20 分	5	工作服穿着规范，双手洁净，不染指甲，不留长指甲，不披发得 5 分。
	5	清查给定的药品、试剂、仪器、药典、检验报告单等得 5 分。
	5	爱护仪器，不浪费药品、试剂，及时记录实验数据得 5 分。
	5	标定完毕后按要求将仪器、药品、试剂等清理复位得 5 分。
技能 80 分	4	选择正确的移液管，清洗、润洗移液管得 4 分。
	6	移液管取样，移液管调零得 6 分。
	3	将移液管中的液体转移至碘量瓶中得 3 分。
	2	移液管的清洗及复位得 2 分。
	4	量筒正确使用得 4 分。
	3	加入指示剂得 3 分。
	3	混匀溶液得 3 分。
	6	滴定管的正确检漏、清洗、润洗得 6 分。
	2	装滴定液得 2 分。
	4	赶气泡、调零得 4 分。
	2	滴定过程左手动作规范得 2 分。
	2	滴定过程右手动作规范得 2 分。
	3	滴定速度控制得当得 3 分。
	3	滴定终点判断正确得 3 分。
	3	读数正确得 3 分。
	7	计算公式正确得 7 分。
	8	结果计算正确得 8 分。
	5	标定结果与药典标准比较，完成药品标定报告，贴上标签得 5 分。
	10	在规定时间内完成任务得 10 分。

1-17　钙盐的鉴别考核　技能点编号：1-1、1-11

（1）任务描述

工作任务内容：在规定时间内，按照《中国药典》(2010 版)钙盐的鉴别要求，鉴别钙盐。

要求：条理清楚、操作规范、观察仔细、现象明显。

提交的相关材料：钙盐的鉴别报告。

（2）实施条件

表 1-17-1　钙盐的鉴别考核试题实施条件

项目	基本实施条件	备注
场地	60 平方米药物分析实训室一间。	必备
工具	试管、试管架、药匙、称量纸、量筒、胶头滴管、铂丝、钙盐及钙盐溶液(1→2)甲基红指示液、氨试液、盐酸、草酸铵试液、pH 试纸、稀醋酸等。	必备
测评专家	每 2 名考生配备 1 名考评员。考评员要求具备至少一年以上药品检验工作经验，或具备三年以上药物分析实训指导经历。	必备

（3）考核时量

20 分钟。

（4）评价标准

表 1-17-2 钙盐的鉴别考核试题评价标准

评价内容	分值	考核点及评分细则
职业素养与操作规范 20分	5	工作服穿着规范,双手洁净,不染指甲,不留长指甲,不披发得5分。
	5	清查给定的药品、试剂、仪器、药典、检验报告单等得5分。
	5	爱护仪器,不浪费药品、试剂,及时记录实验现象得5分。
	5	鉴别完毕后按要求将仪器、药品、试剂等清理复位得5分。
技能 80分	2	选择供试品粉末得2分。
	3	用盐酸湿润铂丝得3分。
	4	蘸取供试品得4分。
	6	在无色火焰中燃烧,并观察火焰颜色得6分。
	2	选择供试品溶液得2分。
	4	取供试品溶液于试管中得4分。
	4	滴加甲基红指示液并振摇得4分。
	4	滴加氨试液进行中和并振摇得4分。
	4	滴加盐酸至pH<7得4分。
	3	使用pH试纸检验溶液酸碱性得3分。
	5	滴加草酸铵试液至沉淀不再增加并振摇得5分。
	4	分离沉淀并分为两份得4分。
	5	一份中加醋酸并振摇得5分。
	5	另一份中加盐酸并振摇得5分。
	15	检测结果与药典标准比较,完成药品检验报告得15分。
	10	在规定时间内完成任务得10分。

1-18 铁盐的鉴别考核 技能点编号:1-1、1-11

(1)任务描述

工作任务内容:在规定时间内,按照《中国药典》(2010版)铁盐的鉴别要求,鉴别铁盐。

要求:条理清楚、操作规范、观察仔细、现象明显。

提交的相关材料:铁盐的鉴别报告。

(2)实施条件

表 1-18-1 铁盐的鉴别考核试题实施条件

项目	基本实施条件	备注
场地	60平方米药物分析实训室一间。	必备
工具	试管、试管架、量筒、胶头滴管、铁盐溶液及粉末、亚铁氰化钾试液、稀盐酸、氢氧化钠试液、硫氰酸铵试液等。	必备
测评专家	每2名考生配备1名考评员。考评员要求具备至少一年以上药品检验工作经验,或具备三年以上药物分析实训指导经历。	必备

(3)考核时量

20分钟。

(4)评价标准

表1-18-2 铁盐的鉴别考核试题评价标准

评价内容	分值	考核点及评分细则
职业素养与操作规范 20分	5	工作服穿着规范,双手洁净,不染指甲,不留长指甲,不披发得5分。
	5	清查给定的药品、试剂、仪器、药典、检验报告单等得5分。
	5	爱护仪器,不浪费药品、试剂,及时记录实验现象得5分。
	5	鉴别完毕后按要求将仪器、药品、试剂等清理复位得5分。
技能80分	5	选择供试品溶液得5分。
	7	正确移取供试品溶液于试管中得7分。
	7	滴加亚铁氰化钾试液至沉淀不再增加并振摇得7分。
	7	分离沉淀并将其分为两份得7分。
	7	向一份沉淀中加稀盐酸并振摇得7分。
	7	向另一份沉淀中加氢氧化钠试液并振摇得7分。
	3	选择供试品溶液得3分。
	6	正确移取供试品溶液得6分。
	6	滴加硫氰酸铵试液并振摇得6分。
	15	检测结果与药典标准比较,完成药品检验报告得15分。
	10	在规定时间内完成任务得10分。

1-19 硫酸盐的鉴别考核 技能点编号:1-1、1-12

(1)任务描述

工作任务内容:在规定时间内,按照《中国药典》(2010版)硫酸盐的鉴别要求,鉴别硫酸盐。

要求:条理清楚、操作规范、观察仔细、现象明显。

提交的相关材料:硫酸盐的鉴别报告。

(2)实施条件

表1-19-1 硫酸盐的鉴别考核试题实施条件

项目	基本实施条件	备注
场地	60平方米药物分析实训室一间。	必备
工具	试管、试管架、药匙、称量纸、胶头滴管、硫酸盐、氯化钡试液、稀盐酸、稀硝酸、醋酸铅试液、醋酸铵试液、氢氧化钠试液等。	必备
测评专家	每2名考生配备1名考评员。考评员要求具备至少一年以上药品检验工作经验,或具备三年以上药物分析实训指导经历。	必备

(3)考核时量

20分钟。

(4)评价标准

表1-19-2　硫酸盐的鉴别考核试题评价标准

评价内容	分值	考核点及评分细则
职业素养与操作规范20分	5	工作服穿着规范,双手洁净,不染指甲,不留长指甲,不披发得5分。
	5	清查给定的药品、试剂、仪器、药典、检验报告单等得5分。
	5	爱护仪器,不浪费药品、试剂,及时记录实验现象得5分。
	5	鉴别完毕后按要求将仪器、药品、试剂等清理复位得5分。
技能80分	3	正确移取供试品溶液于试管中得3分。
	6	滴加氯化钡试液至沉淀不再增加并振摇得6分。
	5	分离沉淀并分为两份得5分。
	6	向一份沉淀中加入盐酸并振摇得6分。
	5	向另一份沉淀中加入硝酸并振摇得5分。
	3	正确移取供试品溶液于试管中得3分。
	6	正确滴加醋酸铅试液至沉淀不再增加并振摇得6分。
	5	分离沉淀并分为两份得5分。
	6	向一份沉淀中加入醋酸铵试液并振摇得6分。
	5	向另一份沉淀中加入氢氧化钠试液并振摇得5分。
	2	正确移取供试品溶液于试管中得2分。
	3	加盐酸并振摇得3分。
	15	检测结果与药典标准比较,完成药品检验报告得15分。
	10	在规定时间内完成任务得10分。

1-20　酒石酸盐的鉴别考核　技能点编号:1-1、1-12

(1)任务描述

工作任务内容:在规定时间内,按照《中国药典》(2010版)酒石酸盐的鉴别要求,鉴别酒石酸盐。

要求:条理清楚、操作规范、观察仔细、现象明显。

提交的相关材料:酒石酸盐的鉴别报告。

(2)实施条件

表1-20-1　酒石酸盐的鉴别考核试题实施条件

项目	基本实施条件	备注
场地	60平方米药物分析实训室一间。	必备
工具	试管、试管架、胶头滴管、酒石酸盐、稀盐酸、稀硝酸、氢氧化钠试液、醋酸、氨试液、硝酸银试液、硫酸亚铁试液、过氧化氢试液、水浴锅、pH试纸等。	必备
测评专家	每2名考生配备1名考评员。考评员要求具备至少一年以上药品检验工作经验,或具备三年以上药物分析实训指导经历。	必备

(3)考核时量

20分钟。

(4)评价标准

表 1-20-2 酒石酸盐的鉴别考核试题评价标准

评价内容	分值	考核点及评分细则
职业素养与操作规范 20分	5	工作服穿着规范,双手洁净,不染指甲,不留长指甲,不披发得5分。
	5	清查给定的药品、试剂、仪器、药典、检验报告单等得5分。
	5	爱护仪器,不浪费药品、试剂,及时记录实验现象得5分。
	5	鉴别完毕后按要求将仪器、药品、试剂等清理复位得5分。
技能 80 分	5	洗涤出洁净的试管(内壁不挂水珠)得5分。
	4	正确移取供试品溶液于洁净的试管中得4分。
	5	用合适的溶液将供试品溶液调成中性(用pH试纸检验)得5分。
	6	滴加氨试液到硝酸银试液中制取银氨溶液得6分。
	6	向中性供试品溶液中滴加新制银氨溶液得6分。
	4	使用水浴加热至有银镜生成得4分。
	5	取供试品溶液于试管中得5分。
	6	滴加醋酸成酸性并振摇(用pH试纸检验)得6分。
	8	加硫酸亚铁试液1滴和过氧化氢试液1滴并振摇得8分。
	6	溶液褪色后,用氢氧化钠试液碱化至溶液显紫色得6分。
	15	检测结果与药典标准比较,完成药品检验报告得15分。
	10	在规定时间内完成任务得10分。

1-21 盐酸利多卡因注射液 pH 的测定考核　技能点编号:1-1、1-13

(1)任务描述

工作任务内容:在规定时间内,用酸度计测定盐酸利多卡因注射液的 pH。

要求:熟练、规范使用酸度计,结果真实有效。

提交的相关材料:盐酸利多卡因注射液 pH 的测定报告。

(2)实施条件

表 1-21-1 盐酸利多卡因注射液 pH 的测定考核试题实施条件

项目	基本实施条件	备注
场地	60平方米药物分析实训室一间。	必备
设备	酸度计	必备
工具	复合电极、烧杯、洗瓶、盐酸利多卡因注射液、纯化水、邻苯二甲酸氢钾标准缓冲溶液、磷酸盐标准缓冲溶液、温度计、滤纸等。	必备
测评专家	每2名考生配备1名考评员。考评员要求具备至少一年以上药品检验工作经验,或具备三年以上药物分析实训指导经历。	必备

(3)考核时量

20分钟。

(4)评价标准

表 1-21-2　盐酸利多卡因注射液 pH 的测定考核试题评价标准

评价内容	分值	考核点及评分细则
职业素养与操作规范 20 分	5	工作服穿着规范，双手洁净，不染指甲，不留长指甲，不披发得 5 分。
	5	清查给定的药品、试剂、仪器、药典、检验报告单等得 5 分。
	5	爱护仪器，不浪费药品、试剂，及时记录实验数据得 5 分。
	5	检测完毕后要求将仪器、药品、试剂等清理复位得 5 分。
技能 80 分	5	插上电源，打开电源开关预热得 5 分。
	5	将酸度计 pH-mV 选择置于 pH 档得 5 分。
	5	测定待测溶液的温度得 5 分。
	5	调节"温度"补偿器使温度与被测溶液的温度相同得 5 分。
	5	纯化水清洗电极，并吸干电极上残留液得 5 分。
	5	把电极插在磷酸盐标准缓冲液(pH=6.86)，等数值稳定后，调节定位调节器使仪器读数为 6.86 得 5 分。
	5	取出电极，纯化水清洗电极，并吸干电极上残留液得 5 分。
	5	把电极插在邻苯二甲酸氢钾标准缓冲液(pH=4.01)，等数值稳定后，调节"斜率"使仪器读数为 4.01 得 5 分。
	5	取出电极，纯化水清洗电极，并吸干电极上残留液得 5 分。
	3	将电极放入待测溶液中得 3 分。
	3	读出数值并记录得 3 分。
	4	实验完毕后，用纯化水清洗电极并吸干电极上残留液，用盛有饱和 KCl 溶液的电极帽浸泡电极得 4 分。
	15	检查结果与药典标准比较，完成药品检验报告得 15 分。
	10	在规定时间内完成任务得 10 分。

1-22　盐酸普鲁卡因注射液 pH 的测定考核　技能点编号：1-1、1-13

（1）任务描述

工作任务内容：在规定时间内，用酸度计测定盐酸普鲁卡因注射液的 pH。

要求：熟练、规范使用酸度计，结果真实有效。

提交的相关材料：盐酸普鲁卡因注射液 pH 的测定报告。

（2）实施条件

表 1-22-1　盐酸普鲁卡因注射液 pH 的测定考核试题实施条件

项目	基本实施条件	备注
场地	60 平方米药物分析实训室一间。	必备
设备	酸度计	必备
工具	复合电极、烧杯、洗瓶、盐酸普鲁卡因注射液、纯化水、邻苯二甲酸氢钾标准缓冲溶液、磷酸盐标准缓冲溶液、温度计、滤纸等。	必备
测评专家	每 2 名考生配备 1 名考评员。考评员要求具备至少一年以上药品检验工作经验，或具备三年以上药物分析实训指导经历。	必备

（3）考核时量

20 分钟。

（4）评价标准

表 1-22-2　盐酸普鲁卡因注射液 pH 的测定考核试题评价标准

评价内容	分值	考核点及评分细则
职业素养与操作规范 20 分	5	工作服穿着规范,双手洁净,不染指甲,不留长指甲,不披发得 5 分。
	5	清查给定的药品、试剂、仪器、药典、检验报告单等得 5 分。
	5	爱护仪器,不浪费药品、试剂,及时记录实验数据得 5 分。
	5	测定完毕后按要求将仪器、药品、试剂等清理复位得 5 分。
技能 80 分	5	插上电源,打开电源开关预热得 5 分。
	5	将酸度计 pH-mV 选择置于 pH 档得 5 分。
	5	测定待测溶液的温度得 5 分。
	5	调节"温度"补偿器使温度与被测溶液的温度相同得 5 分。
	5	纯化水清洗电极,并吸干电极上残留液得 5 分。
	5	把电极插在邻苯二甲酸氢钾标准缓冲液(pH=4.01),等数值稳定后,等数值稳定后,调节定位调节器使仪器读数为 4.01 得 5 分。
	5	取出电极,纯化水清洗电极,并吸干电极上残留液得 5 分。
	5	把电极插在磷酸盐标准缓冲液(pH=6.86),等数值稳定后,等数值稳定后,调节"斜率"使仪器读数为 6.86 得 5 分。
	5	取出电极,纯化水清洗电极,并吸干电极上残留液得 5 分。
	3	将电极放入待测药品溶液中得 3 分。
	3	读出数值并记录得 3 分。
	4	实验完毕后,用纯化水清洗电极并吸干电极上残留液,用盛有饱和 KCl 溶液的电极帽浸泡电极得 4 分。
	15	检查结果与药典标准比较,完成药品检验报告得 15 分。
	10	在规定时间内完成任务得 10 分。

1-23　萃取-粗乙酸乙酯的精制考核　技能点编号:1-14

(1)任务描述

工作任务内容:在规定时间内,根据化学制药相关要求进行有机化合物的萃取操作,精制乙酸乙酯。

要求:萃取操作规范,符合相应技术标准。

提交的相关材料:乙酸乙酯的精制产品。

(2)实施条件

表 1-23-1　萃取-粗乙酸乙酯的精制考核试题实施条件

项目	基本实施条件	备注
场地	60 平方米药物分析实训室一间。	必备
工具	分液漏斗(150 mL)、锥形瓶(150 mL)、烧杯(150 mL)、量筒、铁架台、铁圈、漏斗、滤纸、剪刀、粗乙酸乙酯、饱和食盐水、2 mol/L 碳酸钠溶液、纯化水等。	必备
测评专家	每 2 名考生配备 1 名考评员。考评员要求具备至少一年以上药品检验工作经验,或具备三年以上药物分析实训指导经历。	必备

(3)考核时量

25 分钟。

(4)评价标准

表 1-23-2　萃取-粗乙酸乙酯的精制考核试题评价标准

评价内容	分值	考核点及评分细则
职业素养与操作规范 20 分	5	工作服穿着规范,双手洁净,不染指甲,不留长指甲,不披发得 5 分。
	5	清查给定的药品、试剂、仪器等得 5 分。
	5	爱护仪器,不浪费药品、试剂得 5 分。
	5	操作完毕后按要求将仪器、药品、试剂等清理复位得 5 分。
技能 80 分	6	检查分液漏斗、漏斗、烧杯等仪器是否干净,需洗涤时正确洗涤得 6 分。
	8	检漏得 8 分。
	6	加入粗乙酸乙酯得 6 分。
	8	用量筒加入一定体积饱和食盐水得 8 分。
	8	关上上口玻塞,正确振荡、放气充分得 8 分。
	2	静置分层得 2 分。
	6	正确分液得 6 分。
	6	用量筒加入一定体积的 2 mol/L 碳酸钠溶液得 6 分。
	8	关上上口玻塞,正确振荡、放气充分得 8 分。
	2	静置分层充分得 2 分。
	6	分液得 6 分。
	4	将洗涤后的乙酸乙酯从上口倒入干净、干燥的锥形瓶中得 4 分。
	10	在规定的时间内完成得 10 分。

1-24　自制阿司匹林的重结晶考核　技能点编号:1-15

(1)任务描述

工作任务内容:在规定时间内,根据化学制药相关要求进行有机化合物的重结晶操作,对粗品阿司匹林进行重结晶。

要求:重结晶操作规范,符合相应技术标准。

提交的相关材料:阿司匹林重结晶的产品。

(2)实施条件

表 1-24-1　自制阿司匹林的重结晶考核试题实施条件

项目	基本实施条件	备注
场地	60 平方米药物分析实训室一间。	必备
设备	恒温水浴锅、电子分析天平(千分之一)等。	必备
工具	锥形瓶(150 mL)、烧杯(150 mL)、量筒、铁架台、铁圈、漏斗、布氏漏斗、抽滤瓶、滤纸、剪刀、粗乙酸乙酯、自制阿司匹林、纯化水等。	必备
测评专家	每 2 名考生配备 1 名考评员。考评员要求具备至少一年以上药品检验工作经验,或具备三年以上药物分析实训指导经历。	必备

(3)考核时量

25分钟。

(4)评价标准

表1-24-2　自制阿司匹林的重结晶考核试题评价标准

评价内容	分值	考核点及评分细则
职业素养与操作规范 20分	5	工作服穿着规范,双手洁净,不染指甲,不留长指甲,不披发得5分。
	5	清查给定的药品、试剂、仪器等得5分。
	5	爱护仪器,不浪费药品、试剂,及时记录实验数据得5分。
	5	操作完毕后按要求将仪器、药品、试剂等清理复位得5分。
技能80分	6	正确清洗锥形瓶、漏斗等得6分。
	12	药品的称量正确得12分。
	4	将称得的阿司匹林转移至锥形瓶中得4分。
	20	使用量筒量取适量乙酸乙酯,倒入锥形瓶中,并水浴加热,使药品溶解完全得20分。
	10	用冷水或冰水冷却,使药品充分结晶得10分。
	12	正确安装抽滤装置,抽滤得12分。
	6	正确拆卸仪器得6分。
	10	在规定的时间内完成得10分。

1-25　进入洁净区前洗手消毒考核　技能点编号:1-16

(1)任务描述

工作任务内容:进入洁净区前按照GMP要求,进入更衣室正确洗手消毒,完成考核后正确退出更衣室。

要求:能按规范进行洗手消毒,并在规定时间能完成任务。

提交的相关材料:洗手的正确步骤。

(2)实施条件

表1-25-1　进入洁净区前洗手消毒考核试题实施条件

项目	基本实施条件	备注
场地	30平方米以上的洁净服更衣间。	必备
工具	烘手机1台,酒精喷雾器1台。	必备
测评专家	每名考生配备1名考评员。考评员要求具备至少一年以上药品生产一线工作经验,或三年以上药物制剂生产实训指导经历。	必备

(3)考核时量

20分钟。

(4)评价标准

表1-25-2 进入洁净区前洗手消毒考核试题评价标准

评价内容		分值	考核点及评分细则
职业素养与操作规范20分		10	穿工作服,不披发、化妆和佩戴首饰得10分。
		10	保持工作环境干净、整洁得10分。
技能80分	洗手消毒	15	进入缓冲室:坐在鞋柜上,面朝外门得5分; 从鞋柜内侧取鞋套,弯腰套上鞋套得5分; 坐着转身180度得5分。
		25	用肘弯推开门进入更衣室得2分; 走到洗手池旁,推开开关,让水冲洗双手掌至腕5 cm得5分; 双手触摸清洁剂后,相互摩擦,使手心、手背及手腕上5 cm的皮肤均匀充满泡沫得5分; 手心、手背及手腕上充分摩擦10秒左右得5分; 水冲洗双手,同时双手上下翻动相互摩擦,直至双手掌摩擦不感到滑腻为止得5分; 用肘弯推关水开关得3分。
		15	走到自动烘手机前,伸手掌至烘手机下8~10 cm地方得5分; 上下翻动双手掌,直到烘干为止得10分。
		15	走到自动酒精喷雾器前,伸双手至喷雾器下10 cm左右处得5分; 喷雾器自动开启,翻动双手,使酒精均匀喷在双手掌上各处得5分; 缩回双手,酒精喷雾器停止工作,挥动双手,让酒精挥干得5分。
		10	退出更衣室:坐在鞋柜上,转身180度面朝外门,脱掉鞋套得10分。

1-26 洁净工作服的着装考核 技能点编号:1-16

(1)任务描述

工作任务内容:进入洁净区前按照GMP要求,进入更衣室正确穿戴洁净工作服(分体式),完成考核后正确脱掉洁净工作服(分体式)并退出更衣室。

要求:能按规范进行洁净工作服的着装,并在规定时间能完成任务。

提交的相关材料:洁净工作服着装的正确步骤。

(2)实施条件

表1-26-1 洁净工作服的着装考核试题实施条件

项目	基本实施条件	备注
场地	30平方米以上的洁净服更衣间。	必备
设备	烘手机1台,酒精喷雾器1台。	选备
工具	鞋套、一次性口罩、洁净工作服(分体式)、清洁剂、拖把、抹布等。	必备
测评专家	每名考生配备1名考评员。考评员要求具备至少一年以上药品生产一线工作经验,或三年以上药物制剂生产实训指导经历。	必备

(3)考核时量

20分钟。

(4)评价标准

表 1-26-2 洁净工作服的着装考核试题评价标准

评价内容		分值	考核点及评分细则
职业素养与操作规范 20 分		10	爱护工作服,不披发、化妆和佩戴首饰,双手干净得 10 分。
		10	退出工洁净区,工作服摆放整齐得 10 分。
技能 80 分	洁净工作服的着装	20	进入缓冲室:坐在鞋柜上,面朝外门得 5 分; 从鞋柜内侧取鞋套,弯腰套上鞋套得 10 分; 坐着转身 180 度得 5 分。
		15	用肘弯推开门进入更衣室得 5 分; 在更衣柜内取出自己号码的洁净工作服和一次性口罩得 5 分; 戴上一次性口罩,罩住口、鼻得 5 分。
		15	取出洁净工作上衣,穿上得 5 分; 戴帽得 5 分; 注意把头发全部塞入帽内得 5 分。
		10	取出洁净工作裤,穿上得 5 分; 将上衣下部全部罩入裤内得 5 分。
		10	对着镜子检查衣领是否已翻好,拉链是否已拉到喉部得 5 分; 帽和口罩是否已戴正得 5 分。
		10	退出更衣室:坐在鞋柜上,转身 180 度面朝外门,脱掉鞋套得 10 分。

1-27 散剂中水分的测定考核　技能点编号：1-17

(1) 任务描述

工作任务内容:利用烘干称量法的原理,使用 DHS 水分测定仪,测定市售或自制散剂在 105℃,10min 时的含水量,并按照《中国药典》(2010 版)有关规定正确判断制剂中水分是否符合规定。

要求:能按规范用 DHS 水份测定仪进行散剂水分含量测定,并在规定时间能完成任务。

提交的相关材料:DHS 水分测定仪使用的正确步骤及散剂结果判断。

(2) 实施条件

表 1-27-1 散剂中水分的测定考核试题实施条件

项目	基本实施条件	备注
场地	50 平方米药物分析实训室一间。	必备
设备	DHS 水分测定仪 2 台。	必备
工具	市售或自制散剂,药匙,烧杯,拖把,抹布等。	必备
测评专家	每名考生配备 1 名考评员。考评员要求具备至少一年以上药品生产、检验工作经验,或具备三年以上药物生产、检验实训指导经历。	必备

(3) 考核时量

20 分钟。

(4)评价标准

表 1-27-2　散剂中水分的测定考核试题评价标准

评价内容		分值	考核点及评分细则
职业素养与操作规范 20 分		5	工作服穿着规范,双手洁净,不染指甲,不留长指甲,不披发得 5 分。
		5	爱护仪器,不浪费药品、试剂,及时记录实验数据得 5 分。
		5	实验完毕后将仪器、药品、试剂等清理复位得 5 分。
		5	清场得 5 分。
技能 80 分	检查方法	5	DHS 水分测定仪水平检查与调整:观察设备水平泡是否在中心位置,如果不在中心位调节水平脚得 5 分,在中心位置可不调。不合要求,每处扣 2 分,扣完为止。
		15	DHS 水分测定仪称重校正操作:去皮操作得 5 分; 按(C/∧)键,出现相应显示后松手得 5 分; 用镊子拿标准砝码校准得 5 分。不合要求,每处扣 2 分,扣完为止。
		5	预热操作(时间只设定 5 min):设定相应温度与时间正确得 5 分。不合要求,每处扣 2 分,扣完为止。
		10	测定时间设定:打开上盖冷却得 5 分; 重新设置温度正确者得 5 分。不合要求,每处扣 2 分,扣完为止。
		20	装入药品:药品取量范围正确得 10 分; 去皮操作得 5 分; 平铺者得 5 分。不合要求,每处扣 2 分,扣完为止。
		20	加热读数:读出含水量得 5 分; 写出公式得 5 分; 判断市售或自制散剂含水量是否合格得 10 分。不合要求,每处扣 2 分,扣完为止。
		5	关机:加热结束立即关机得 5 分。不合要求,扣 2 分。

1-28　浓缩蜜丸中水分的测定考核　技能点编号:1-17

(1)任务描述

工作任务内容:利用烘干称量法的原理,使用 DHS 水分测定仪,测定市售或自制浓缩蜜丸在 105℃,10min 时的含水量,并按照《中国药典》(2010 版)有关规定正确判断制剂中水分是否符合规定。

要求:能按规范用 DHS 水份测定仪进行浓缩蜜丸水分含量测定,并在规定时间能完成任务。

提交的相关材料:DHS 水分测定仪使用的正确步骤及浓缩蜜丸结果判断。

(2)实施条件

表 1-28-1　浓缩蜜丸中水分的测定考核试题实施条件

项目	基本实施条件	备注
场地	50 平方米药物分析实训室一间。	必备
设备	DHS 水分测定仪 2 台。	必备
工具	市售或自制浓缩蜜丸,药匙、烧杯、拖把、抹布等。	必备
测评专家	每名考生配备 1 名考评员。考评员要求具备至少一年以上药品生产、检验工作经验,或具备三年以上药物生产、检验实训指导经历。	必备

(3)考核时量

20分钟。

(4)评价标准

表 1-28-2　浓缩蜜丸中水分的测定考核试题评价标准

评价内容	分值	考核点及评分细则
职业素养与操作规范 20分	5	工作服穿着规范,双手洁净,不染指甲,不留长指甲,不披发得5分。
	5	爱护仪器,不浪费药品、试剂,及时记录实验数据得5分。
	5	实验完毕后将仪器、药品、试剂等清理复位得5分。
	5	清场得5分。
技能 80分 检查方法	5	DHS水分测定仪水平检查与调整:观察设备水平泡是否在中心位置,如果不在中心位调节水平脚得5分,在中心位置可不调。不合要求,每处扣2分,扣完为止。
	15	DHS水分测定仪称重校正操作:去皮操作得5分; 再按(C/∧)键,出现相应显示后松手得5分; 再用镊子拿标准砝码校准得5分。不合要求,每处扣2分,扣完为止。
	5	预热操作(时间只设定5 min):设定相应温度与时间正确得5分。不合要求,每处扣2分,扣完为止。
	10	测定时间设定:打开上盖冷却得5分; 再重新设置温度正确者得5分。不合要求,每处扣2分,扣完为止。
	20	装入药品:药品取量范围正确得10分; 去皮操作得5分; 平铺者得5分。不合要求,每处扣2分,扣完为止。
	20	加热读数:读出含水量得5分; 写出公式得5分; 判断市售或自制浓缩蜜丸含水量是否合格得10分。不合要求,每处扣2分,扣完为止。
	5	关机:加热结束立即关机得5分。不合要求,扣2分。

1-29　散剂装量差异检查考核　技能点编号:1-4、1-18

(1)任务描述

工作任务内容:测定市售或自制散剂的装量差异,并按照《中国药典》(2010版)有关规定正确判断制剂中装量差异是否符合规定。

要求:能按规范使用电子天平对市售或自制散剂的进行装量差异检查,并在规定时间能完成任务。

提交的相关材料:电子天平使用的正确步骤及检查结果判断。

(2)实施条件

表 1-29-1　散剂装量差异检查考核试题实施条件

项目	基本实施条件	备注
场地	50平方米药物分析实训室一间。	必备
设备	千分之一电子天平2台。	必备
工具	市售或自制散剂,药匙,称量纸,烧杯,抹布,刷子,拖把等。	必备
测评专家	每名考生配备1名考评员。考评员要求具备至少一年以上药品生产、检验工作经验,或具备三年以上药物生产、检验实训指导经历。	必备

(3)考核时量

20分钟。

(4)评价标准

表1-29-2 散剂装量差异检查考核试题评价标准

评价内容		分值	考核点及评分细则
职业素养与操作规范 20分		5	工作服穿着规范,双手洁净,不染指甲,不留长指甲,不披发得5分。
		5	工作态度认真,遵守纪律得5分。
		5	实验完毕后将工具等清理复位得5分。
		5	规范清场得5分。
技能 80分	检测前准备	5	称量设备的选用和检查正确得5分。
		5	使用器具进行清洁得5分。
	散剂装量差异检查	5	散剂的取样正确:取散剂10包或10瓶,得5分。
		5	天平的调零处理正确得2分; 称量纸放入得3分。
		20	称量过程符合规范:去包装得10分; 再倾其内容物,分别称量内容物重量得10分。
		10	称量操作符合规范:天平开关动作轻、缓、匀得3分,不合要求得1分; 试样的倾出与回磕操作动作标准得3分,不合要求得1分; 读数时天平关闭得2分,不合要求得1分; 天平稳定后读数得2分,不合要求得0分。
		20	散剂装量差异限度的标准正确者得5分; (每包或瓶装量-标示装量)/标示装量×100%计算正确得5分; 判断是否符合重量差异,判断正确得10分(与标示装量相比较,超过重量差异限度的不得多于2袋(瓶),并不得有一袋(瓶)超出限度的一倍)。
		10	在规定时间内完成任务得10分。

1-30 片剂重量差异检查考核 技能点编号:1-4、1-18

(1)任务描述

工作任务内容:测定市售或自制片剂的重量差异,并按照《中国药典》(2010版)有关规定正确判断制剂中重量差异是否符合规定。

要求:能按规范使用电子天平对市售或自制片剂的进行重量差异检查,并在规定时间能完成任务。

提交的相关材料:电子天平使用的正确步骤及检查结果判断。

(2)实施条件

表1-30-1 片剂重量差异检查考核试题实施条件

项目	基本实施条件	备注
场地	50平方米药物分析实训室一间。	必备
设备	千分之一电子天平2台。	必备
工具	市售或自制片剂,药匙,称量纸,烧杯,抹布,刷子,拖把等。	必备
测评专家	每名考生配备1名考评员。考评员要求具备至少一年以上药品生产、检验工作经验,或具备三年以上药物生产、检验实训指导经历。	必备

(3)考核时量

20分钟。

(4)评价标准

表1-30-2 片剂重量差异检查考核试题评价标准

评价内容		分值	考核点及评分细则
职业素养与操作规范 20分		5	工作服穿着规范,双手洁净,不染指甲,不留长指甲,不披发得5分。
		5	工作态度认真,遵守纪律得5分。
		5	实验完毕后将工具等清理复位得5分。
		5	规范清场得5分。
技能 80分	检测前准备	5	称量设备的选用和检查正确得5分。
		5	使用器具进行清洁得5分。
		5	普通片剂的取样正确:取普通片20片得5分。
	片剂重量差异检查	5	天平的调零处理正确得2分;称量纸放入得3分。
		20	称量过程符合规范:先称20片总重量,求得平均片重得10分;再称定每片重量得10分。
		10	称量操作符合规范得10分。
		20	结果判断:(每片装量-平均片重)/平均片重×100%,正确列出公式得10分;将原始数据代入公式,并计算正确得10分。
		10	判断是否符合重量差异,正确判断得10分(结果与片剂的重量差异限度表比较,超出重量差异限度的不得多于2片,并不得有1片超出限度1倍)。

1-31 显微镜的构造及使用考核   技能点编号:1-19

(1)任务描述

工作任务内容:说出显微镜的结构,并规范、熟练的使用显微镜。

要求:按规范取出显微镜放置好后,说出显微镜各部分的名称,对光,放片,调焦,观察,清场。

提交的相关材料:显微镜的结构及操作步骤。

(2)实施条件

表1-31-1 显微镜的构造及使用考核试题实施条件

项目	基本实施条件	备注
场地	显微鉴别实训室,照明、防火措施良好。	必备
工具	双目显微镜、永久装片、擦镜纸等。	选备
测评专家	每名考生配备1名考评员。考评员要求具备至少一年以上从事中药鉴定技术实训指导经历或为国家职业技能鉴定考评员。	必备

(3)考核时量

20分钟。

(4)评价标准

表 1-31-2　显微镜的构造及使用考核试题评价标准

评价内容		分值	考核点及评分细则
职业素养与操作规范		5	工作服穿戴整齐(束紧袖口)、戴工作帽得3分； 工作服帽洁净、工作帽前面不露头发、双手洁净得2分。
		15	爱护显微镜,仪器、工具无损坏得5分； 按时完成任务得5分； 操作完成后将仪器、药品归位并清场得5分。
技能 80分	显微镜取放	15	显微镜取送操作规范得6分(右手握镜臂,左手托镜座,置于胸前)； 显微镜放置合理得6分(镜筒朝前,镜臂朝后,置于观察者座位前的桌子上,偏向身体左侧,距桌沿5 cm左右)； 及时正确填写仪器使用登记本得3分。
	显微镜结构	15	能说出目镜位置得2分； 能说出镜筒位置得1分； 能说出转换器位置得1分； 能说出粗准焦螺旋位置得2分； 能说出细准焦螺旋位置得2分； 能说出物镜位置得2分； 能说出镜臂位置得1分； 能说出载物台、压片夹位置得1分； 能说出通光孔位置得1分； 能说出遮光器位置得1分； 能说出镜座位置得1分。
	对光调焦	40	打开光源得3分； 对光操作正确得5分； 放片正确得7分； 调焦正确得15分； 能清晰观察到永久装片的显微结构得5分； 正确观察得5分。
	清洁	10	简单正确清洁显微镜得6分； 使用完毕后,复原显微镜得4分。

1-32　临时装片的制作考核　技能点编号:1-20

(1)任务描述

工作任务内容:规范、熟练的制作马铃薯临时装片。

要求:按临时装片制作的6个步骤,制作出合格的马铃薯临时装片。

提交的相关材料:制成的马铃薯临时装片。

(2)实施条件

表 1-32-1　临时装片的制作考核试题实施条件

项目	基本实施条件	备注
场地	显微鉴别实训室,照明、防火措施良好。	必备
工具	双目显微镜、载玻片、盖玻片、镊子、蒸馏水、水合氯醛、碘液、酒精灯、甘油、吸水纸、擦镜纸、装片材料、擦镜纸、刀片等。	选备
测评专家	每名考生配备1名考评员。考评员要求具备至少一年以上从事中药鉴定技术实训指导经历或为国家职业技能鉴定考评员。	必备

（3）考核时量

20分钟。

（4）评价标准

表1-32-2 临时装片的制作考核试题评价标准

评价内容		分值	考核点及评分细则
职业素养与操作规范		5	工作服穿戴整齐(束紧袖口)、戴工作帽得3分； 工作服帽洁净、工作帽前面不露头发、双手洁净得2分。
		15	工具、试剂准备齐全得3分； 操作规范得3分； 按时完成任务得4分； 仪器、工具无损坏，最后能按要求将仪器、药品归位并清场得5分。
技能80分	装片制作	60	清洁工具，擦净玻片得5分； 在载玻片中央滴适量清水得5分； 取样操作正确，取样适量得10分； 将样品放到载玻片上操作正确得5分； 盖盖玻片时操作正确，无气泡得10分； 正确染色得10分； 操作步骤正确得10分； 吸去多余的液体得5分。
	装片检查	20	制作的临时装片无气泡，无液体流出，干净得10分； 能在显微镜下清晰的观察到里面的淀粉粒得10分。

1-33 根及根茎类养生中药性状鉴别考核 技能点编号：1-21

（1）任务描述

工作任务内容：识别出天麻、西洋参、百合、当归、黄芪、三七、党参、甘草8味中药。

要求：按药材摆放顺序将药名一一对应的写在答卷上，字迹清晰，无错字。

提交的相关材料：药材鉴别答卷。

（2）实施条件

表1-33-1 根及根茎类养生中药性状鉴别考核试题实施条件

项目	基本实施条件	备注
场地	100平方米的教室1间，照明良好。	必备
工具	规定的8味中药，药盒若干，答卷等。	必备
测评专家	每4名考生配备1名考评员。考评员要求具备至少一年以上从事中药鉴定技术实训指导经历或为国家职业技能鉴定考评员。	必备

（3）考核时量

20分钟。

(4)评价标准

表1-33-2　根及根茎类养生中药性状鉴别考核试题评价标准

评价内容	分值	考核点及评分细则
职业素养与操作规范	20	工作服穿戴整齐(束紧袖口)、戴工作帽得3分； 工作服帽洁净、工作帽前面不露头发、双手洁净，不留长指甲得2分； 字迹清晰得5分； 鉴别时不弄乱药材顺序、编号，不交头接耳，不在药材上做标记，按时交卷得10分。
技能80分 饮片识别	80	写出饮片的正名，一味得10分(未写、饮片名称写错，字迹潦草得0分，错一字扣2分)。

1-34　花、果实种子类养生中药性状鉴别考核　技能点编号:1-21

(1)任务描述

工作任务内容：识别出罗汉果、枸杞子、菊花、薏苡仁、山楂、玫瑰花、金银花、决明子8味中药。

要求：按药材摆放顺序将药名一一对应的写在答卷上，字迹清晰，无错字。

提交的相关材料：鉴别药材答卷。

(2)实施条件

表1-34-1　花、果实种子类养生中药性状鉴别考核试题实施条件

项目	基本实施条件	备注
场地	100平方米的教室1间，照明良好。	必备
工具	规定的8味中药，药盒若干，答卷等。	必备
测评专家	每4名考生配备1名考评员。考评员要求具备至少一年以上从事中药鉴定技术实训指导经历或为国家职业技能鉴定考评员。	必备

(3)考核时量

20分钟。

(4)评价标准

表1-34-2　花、果实种子类养生中药性状鉴别考核试题评价标准

评价内容	分值	考核点及评分细则
职业素养与操作规范20分	20	工作服穿戴整齐(束紧袖口)、戴工作帽得3分； 工作服帽洁净、工作帽前面不露头发、双手洁净，不留长指甲得2分； 字迹清晰得5分； 鉴别时不弄乱药材顺序、编号，不交头接耳，不在药材上做标记，按时交卷得10分。
技能80分 饮片识别	80	写出饮片的正名，一味得10分(未写、饮片名称写错，字迹潦草得0分，错一字扣2分)。

1-35　皮、全草、菌、动物类养生中药性状鉴别考核　技能点编号:1-21

(1)任务描述

工作任务内容:识别出肉桂、石斛、冬虫夏草、海马、茯苓、灵芝、珍珠、鹿茸 8 味中药。要求:按药材摆放顺序将药名一一对应的写在答卷上,字迹清晰,无错字。

提交的相关材料:鉴别药材答卷。

(2)实施条件

表 1-35-1 皮、全草、菌、动物类养生中药性状鉴别考核试题实施条件

项目	基本实施条件	备注
场地	100 平方米的教室 1 间,照明良好。	必备
工具	规定的 8 味中药,药盒若干,答卷等。	必备
测评专家	每 4 名考生配备 1 名考评员。考评员要求具备至少一年以上从事中药鉴定技术实训指导经历或为国家职业技能鉴定考评员。	必备

(3)考核时量

20 分钟。

(4)评价标准

表 1-35-2 皮、全草、菌、动物类养生中药性状鉴别考核试题评价标准

评价内容		分值	考核点及评分细则
职业素养与操作规范 20 分		20	工作服穿戴整齐(束紧袖口)、戴工作帽得 3 分; 工作服帽洁净、工作帽前面不露头发、双手洁净,不留长指甲得 2 分; 字迹清晰得 5 分; 鉴别时不弄乱药材顺序、编号,不交头接耳,不在药材上做标记,按时交卷得 10 分。
技能 80 分	饮片识别	80	写出饮片的正名,一味得 10 分(未写、饮片名称写错,字迹潦草得 0 分,错一字扣 2 分)。

1-36 阿司匹林肠溶片说明书的阅读考核   技能点编号:1-22

(1)任务描述

工作任务内容:在规定时间内阅读阿司匹林肠溶片说明书,正确告知患者药品名称(通用名和商品名)、OTC/处方药、适应症、用法用量、不良反应、相互作用、有效期、批准文号、贮藏、药理作用等。

要求:大方自然、完整准确、逻辑清晰。

提交的相关材料:阿司匹林肠溶片说明书的解读。

(2)实施条件

表 1-36-1 阿司匹林肠溶片说明书的阅读考核试题实施条件

项目	基本实施条件	备注
场地	模拟药房。	必备
仪表	温湿度计 1 个。	选备
工具	秒表,阿司匹林肠溶片药品说明书。	必备
测评专家	每名考生配备 1 名考评员。考评员要求具备至少 2 年以上从事药学服务与咨询工作经历或药学服务实训指导经历。	必备

(3)考核时量

20分钟。

(4)评价标准

表1-36-2 阿司匹林肠溶片说明书的阅读考核试题评价标准

评价内容		分值	考核点及评分细则
职业素养与操作规范20分		10	工作服穿戴整齐(束紧袖口),不披发、化妆和佩戴首饰得5分; 工作服洁净、双手洁净,不染指甲,不留长指甲得5分。
		10	沟通时面带微笑,语言亲切,态度和蔼,耐心细致,给人宾至如归的感觉得5分; 逻辑准确,能随机应变,服务用语规范,现场表现力较强得5分。
技能80分	说明书的阅读	30	介绍药品的名称(通用名、商品名)得6分; 判定阿司匹林肠溶片为处方药/非处方药(甲类、乙类)得4分; 介绍阿司匹林肠溶片的主要适应症,回答正确得10分; 介绍阿司匹林肠溶片的用法,回答正确得10分。
		20	介绍服用阿司匹林肠溶片后可能引起的主要不良反应,回答正确得10分; 介绍阿司匹林肠溶片用药禁忌得10分。
		15	介绍阿司匹林肠溶片的有效期,回答正确得5分; 介绍阿司匹林肠溶片的贮藏条件,回答正确得5分; 介绍阿司匹林肠溶片的批准文号,回答正确得5分。
		15	介绍阿司匹林肠溶片的药理作用,阿司匹林为非甾体抗炎药,具有解热镇痛抗炎的特性,抑制血小板血栓素A_2的生成从而抑制血小板聚集得15分。

1-37 苯磺酸氨氯地平片说明书的阅读考核　技能点编号:1-22

(1)任务描述

工作任务内容:在规定时间内阅读苯磺酸氨氯地平片说明书,并正确告知患者药品名称(通用名和商品名)、OTC/处方药、适应症、用法用量、不良反应、相互作用、有效期、批准文号、贮藏、药理作用等。

要求:大方自然、完整准确、逻辑清晰。

提交的相关材料:苯磺酸氨氯地平片说明书的解读。

(2)实施条件

表1-37-1 苯磺酸氨氯地平片说明书的阅读考核试题实施条件

项目	基本实施条件	备注
场地	模拟药房。	必备
仪表	温湿度计1个。	选备
工具	秒表,苯磺酸氨氯地平片药品说明书。	必备
测评专家	每名考生配备1名考评员。考评员要求具备至少2年以上从事药学服务与咨询工作经历或药学服务实训指导经历。	必备

(3)考核时量

20分钟。

(4)评价标准

表1-37-2 苯磺酸氨氯地平片说明书的阅读考核试题评价标准

评价内容		分值	考核点及评分细则
职业素养与操作规范 20分		10	工作服穿戴整齐(束紧袖口),不披发、化妆和佩戴首饰得5分; 工作服洁净、双手洁净,不染指甲,不留长指甲得5分。
		10	沟通时面带微笑,语言亲切,态度和蔼,耐心细致,给人宾至如归的感觉得5分; 逻辑准确,能随机应变,服务用语规范,现场表现力较强得5分。
技能 80分	说明书的阅读	30	介绍药品的名称(通用名、商品名)得6分; 判定苯磺酸氨氯地平片为处方药/非处方药(甲类、乙类)得4分; 介绍苯磺酸氨氯地平片的适应症为高血压病、慢性稳定性心绞痛及变异性心绞痛得10分; 介绍苯磺酸氨氯地平片用法用量,回答正确得10分。
		20	介绍苯磺酸氨氯地平片常见的不良反应,回答正确得20分。
		15	介绍苯磺酸氨氯地平片的有效期,回答正确得5分; 介绍苯磺酸氨氯地平片的贮藏条件,回答正确得5分; 介绍苯磺酸氨氯地平片的批准文号,回答正确得5分。
		15	介绍苯磺酸氨氯地平片的药理作用,苯磺酸氨氯地平为钙离子通道阻滞剂,直接松弛血管平滑肌得15分。

1-38 专业数据库信息检索考核 技能点编号:1-23

(1)任务描述

工作任务内容:利用专业数据库检索需要的信息。

要求:利用维普、万方、中国知网等常见中文数据库检索关于阿司匹林的文献1篇,写出中文题名、作者、期刊名称、出版时间、页码范围。

利用维普、万方、中国知网等常见中文数据库检索某大学某教授研究论文(中文)1篇,写出中文题名、期刊名称、出版时间、页码范围、关键词。

利用维普、万方、中国知网等常见中文数据库检索某大学某教授关于金银花的核心期刊文献1篇,写出中文题名、期刊名称、出版时间、页码范围、关键词。

利用维普、万方、中国知网等常见中文数据库检索2011—2012年某期刊中关于不良反应的文献1篇,写出中文题名、作者、关键词、出版时间、页码范围。

提交的相关材料:答卷。

(2)实施条件

表1-38-1 专业数据库信息检索考核试题实施条件

项目	基本实施条件	备注
场地	药品营销策划室。	必备
设备	电脑。	必备
工具	万方、中国知网、维普等专业数据库、搜索引擎等。	必备
测评专家	每2名考生配备1名考评员。考评员要求具备至少一年以上药学专业教学经历或为国家职业技能鉴定考评员。	必备

(3)考核时量

20分钟。

(4)评价标准

表 1-38-2　专业数据库信息检索考核试题评价标准

评价内容	分值	考核点及评分细则
职业素养与操作规范 20 分	5	服装穿着整洁，不披发、不化妆和佩戴首饰，双手洁净，不染指甲，不留长指甲得 5 分。
	5	工作时严肃认真，字迹工整得 5 分。
	5	爱护设备，保证工作环境整洁得 5 分。
	5	按时完成任务、清场得 5 分。
技能 80 分	15	检索出关于阿司匹林的文献 1 篇得 10 分；
		写出其中文题名、作者、期刊名称、出版时间、页码范围得 5 分，少一项扣 1 分。
	15	检索出某大学某教授的研究论文 1 篇得 10 分；
		写出中文题名、期刊名称、出版时间、页码范围、关键词得 5 分。少一项扣 1 分。
	25	利用数据库检索某作者关于金银花的核心期刊文献 1 篇得 15 分。一项不符合扣 5 分；
		写出中文题名、期刊名称、出版时间、页码范围、关键词得 10 分。少一项扣 2 分。
	25	利用数据库检索 2011—2012 年某期刊中关于不良反应的文献 1 篇得 15 分。一项不符合扣 5 分；
		写出中文题名、作者、出版时间、页码范围、关键词得 10 分。少一项扣 2 分。

1-39　药学网站信息检索考核　技能点编号：1-23

(1)任务描述

工作任务内容：利用网站、搜索引擎等检索需要的信息。

要求：利用国家食品药品监督管理局网站查询国药准字 H19991146 罗红霉素分散片的商品名、英文名、生产厂家、规格；查询商品名为乐萌的药品名称、批准文号、生产厂家、规格。

利用国家食品药品监督管理局网站查找国家基本药物目录(2012 年版)、最新药品经营质量管理规范、药品生产质量管理规范(2010 年修订)，写下网址。

利用国家食品药品监督管理局网站查询梅翁退热片是否为中药保护品种，保护品种编号、保护期限；查询贵州佰仕特制药有限责任公司是否通过 GMP 认证，证书编号，有效期截止时间；查询云南白药创可贴剂的专利号、专利权人。

利用搜索引擎或招聘网站寻找 2 份近二周内湖南省医药代表职位的招聘信息。

提交的相关材料：答卷。

(2)实施条件

表 1-39-1　药学网站信息检索考核试题实施条件

项目	基本实施条件	备注
场地	药品营销策划室。	必备
设备	电脑。	必备

续表

项目	基本实施条件	备注
工具	万方、中国知网、维普等专业数据库、搜索引擎等。	必备
测评专家	每2名考生配备1名考评员。考评员要求具备至少一年以上药学专业教学经历或为国家职业技能鉴定考评员。	必备

(3)考核时量

20分钟。

(4)评价标准

表1-39-2 药学网站信息检索考核试题评价标准

评价内容	分值	考核点及评分细则
职业素养与操作规范 20分	5	工作服穿着整洁,不披发、不化妆和佩戴首饰,双手洁净,不染指甲,不留长指甲得5分。
	5	工作时严肃认真,字迹工整得5分。
	5	爱护仪器设备,保证工作环境整洁得5分。
	5	按时完成任务,清场得5分。
技能80分	20	罗红霉素分散片的商品名、英文名、生产厂家、规格正确得10分。错一项扣2.5分。 商品名为乐萌的药品名称、批准文号、生产厂家、规格正确得10分。错一项扣2.5分。
	18	写出国家基本药物目录(2012年版)网址得6分; 写出最新药品经营质量管理规范网址得6分; 写出药品生产质量管理规范(2010年修订)网址得6分。
	32	梅翁退热片是否为中药保护品种、保护品种编号、保护期限正确得12分。错一项扣4分; 贵州佰仕特制药有限责任公司是否通过GMP认证、证书编号、有效期截止时间正确得12分。错一项扣4分; 云南白药创可贴剂的专利号、专利权人正确得8分。错一项扣4分。
	10	2份近二周内湖南省医药代表职位的招聘信息书写正确得10分。错一个扣5分。

模块二 药学服务题库

2-1 呼吸系统常见病处方分析考核 技能点编号:2-1

(1)任务描述

工作任务内容:请分析下列处方,按题卡所示逐一回答是否合理,若不合理,请说明理由,完成题卡。

```
          常德职业技术学院附属一医院
                  门诊处方笺
    编号 15   医保：是 √ 否    门诊号 27
    姓名 张瑞   性别 男   年龄 _____
    科别 内科   时间 2013 年  7 月 8 日
    临床诊断   支气管哮喘

    R    1. 硫酸沙丁胺醇片   2mg ×12 片
            用法：2 mg    3次/日   口服
         2. 博利康尼片        2.5mg×12 片
            用法：2.5mg   3次/日   口服
         3. 盐酸普萘洛尔片   20mg×12 片
            用法：20mg    3次/日   口服

    医师 李 四  审核 王 某   金额 85.0 元
    调配 周 某  核对 _____  发药 余 某
```

处方分析题卡	
处方前记	
处方正文	书写是否规范：
	用药与临床诊断是否相符：
	用药的剂量、用法、给药途径是否合理：
	是否存在相互作用和配伍禁忌：
	是否有重复用药：
处方后记	

要求：能按《处方管理办法》对处方书写的规范性与药物临床使用的适宜性进行审核。

提交的相关材料：处方分析结果。

(2) 实施条件

表 2-1-1 呼吸系统常见病处方分析考核试题实施条件

项目	基本实施条件	备注
场地	模拟药房，药房内配置多组药品陈列货架，药房照明、通风良好。	必备
设备	温湿度计1个，体重计1台，收银机1台。	选备
工具	秒表，处方笺，题卡。	必备
测评专家	每2名考生配备1名考评员。考评员要求具备至少2年以上从事处方调剂工作经历或药品调剂实训指导经历。	必备

(3) 考核时量

20 分钟。

(4) 评价标准

表 2-1-2　呼吸系统常见病处方分析考核试题评价标准

评价内容		分值	考核点及评分细则
职业素养与操作规范 20 分		10	工作服穿着整洁(束紧袖口)得 5 分； 不披发、不化妆和佩戴首饰,双手洁净,不染指甲,不留长指甲得 5 分。
		10	具备良好的职业道德,书写准确、完整,字迹清晰,不在处方上做标记得 10 分。
技能 80 分	处方前记	10	处方前记各项内容是否齐全,是否符合《处方管理办法》(姓名、性别、年龄、日期、科别、临床诊断等是否缺项,新生儿、婴幼儿处方是否写明日、月龄等),判断正确得 10 分。
	正文	60	处方正文书写是否规范,是否符合《处方管理办法》(处方药品名称是否均使用通用名称；西药、中成药与中药饮片是否分别开具处方；单张处方是否超过 5 种药品；药品的剂量、规格、数量、单位等是否书写规范),判断正确得 15 分；
			处方用药与临床诊断是否相符(是否存在无适应症用药,超说明书用药,需做过敏试验药品是否写明试验结果或注明续用等),判断正确得 10 分；
			药品剂型或给药途径是否适宜,用药剂量、用法是否合理(是否使用"遵医嘱、按说明、自用、带回"等含糊的字句,普通处方超过 7 日用量,急诊处方超过 3 日用量是否注明理由等),判断正确得 10 分；
			处方用药是否存在不良相互作用及配伍禁忌,判断正确得 15 分；
			是否有重复给药现象,判断正确得 10 分。
	处方后记	10	处方后记各项内容(医师签名、调剂签名、审核签名、处方金额等)是否齐全,是否符合《处方管理办法》,判断正确得 10 分。

2-2　血液系统常见病处方分析考核　技能点编号:2-1

(1)任务描述

工作任务内容:请分析下列处方,按题卡所示逐一回答是否合理,若不合理,请说明理由,完成题卡。

```
常德职业技术学院附属一医院
        门诊处方笺
编号 18   医保：是 √ 否    门诊号 29
姓名 王蓝    性别 女    年龄 32 岁
科别 内科    时间 2013 年 10 月 11 日
临床诊断   缺铁性贫血、尿路感染

R    1. 硫酸亚铁     0.3g ×100 片
        用法：0.3 g   3 次/日
     2. 维生素 C 片   100mg×100 片
        用法：按说明书使用
     3. 四环素片     0.25g ×100 片
        用法：0.25 g   4 次/日

医师 李 四   审核 ____   金额 45.0 元
调配 ____    核对 余 某   发药 何 某
```

处方分析题卡	
处方前记	
处方正文	书写是否规范； 用药与临床诊断是否相符： 用药的剂量、用法、给药途径是否合理： 是否存在相互作用和配伍禁忌： 是否有重复用药：
处方后记	

要求：能按《处方管理办法》对处方书写的规范性与药物临床使用的适宜性进行审核。

提交的相关材料：处方分析结果。

(2) 实施条件

表 2-2-1　血液系统常见病处方分析考核试题实施条件

项目	基本实施条件	备注
场地	模拟药房，药房内配置多组药品陈列货架，药房照明、通风良好。	必备
设备	温湿度计 1 个，体重计 1 台，收银机 1 台。	选备
工具	秒表，处方笺，题卡。	必备
测评专家	每 2 名考生配备 1 名考评员。考评员要求具备至少 2 年以上从事处方调剂工作经历或药品调剂实训指导经历。	必备

(3) 考核时量

20 分钟。

(4) 评价标准

表 2-2-2　血液系统常见病处方分析考核试题评价标准

评价内容		分值	考核点及评分细则
职业素养与操作规范 20 分		10	工作服穿着整洁(束紧袖口)得 5 分；
		10	不披发、不化妆和佩戴首饰，双手洁净，不染指甲，不留长指甲得 5 分。
		10	具备良好的职业道德，书写准确、完整，字迹清晰，不在处方上做标记得 10 分。
技能 80 分	处方前记	10	处方前记各项内容是否齐全，是否符合《处方管理办法》(姓名、性别、年龄、日期、科别、临床诊断等是否缺项，新生儿、婴幼儿处方是否写明日、月龄等)，判断正确得 10 分。
	正文	60	处方正文书写是否规范，是否符合《处方管理办法》(处方药品名称是否均使用通用名称；西药、中成药与中药饮片是否分别开具处方；单张处方是否超过 5 种药品；药品的剂量、规格、数量、单位等是否书写规范)，判断正确得 15 分；
			处方用药与临床诊断是否相符(是否存在无适应症用药，超说明书用药，需做过敏试验药品是否写明试验结果或注明续用等)，判断正确得 10 分；
			药品剂型或给药途径是否适宜，用药剂量、用法是否合理(是否使用"遵医嘱、按说明、自用、带回"等含糊的字句，普通处方超过 7 日用量，急诊处方超过 3 日用量是否注明理由等)，判断正确得 10 分；
			处方用药是否存在不良相互作用及配伍禁忌，判断正确得 15 分；
			是否有重复给药现象，判断正确得 10 分。
	处方后记	10	处方后记各项内容(医师签名、调剂签名、审核签名、处方金额等)是否齐全，是否符合《处方管理办法》，判断正确得 10 分。

2-3 呼吸系统常见病处方调配考核　技能点编号：2-2

(1)任务描述

工作任务内容：请在规定时间内对处方进行审核、调配、核对(自查)、发药等操作。

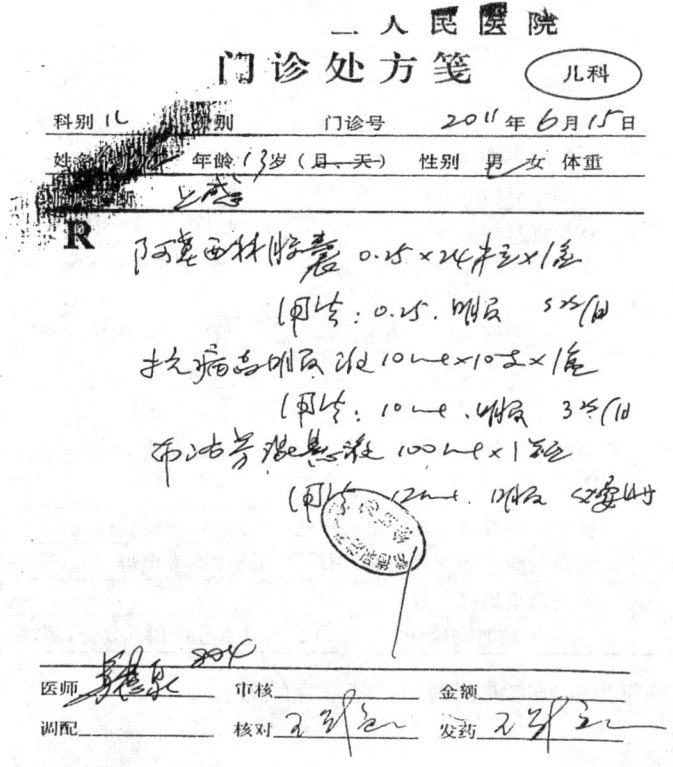

要求：遵照处方调配规程，按药房基本质量要求和服务要求工作。

提交的相关材料：处方调配结果。

(2)实施条件

表 2-3-1　呼吸系统常见病处方调配考核试题实施条件

项目	基本实施条件	备注
场地	模拟药房,药房内配置多组药品陈列货架,药房照明、通风良好。	必备
设备	温湿度计1个,体重计1台,收银机1台。	选备
工具	秒表,处方笺,奥美拉唑胶囊、多潘立酮片、阿莫西林胶囊、抗病毒口服液、布洛芬混悬液等药品。	必备
测评专家	每名考生配备1名考评员。考评员要求具备至少2年以上从事处方调剂工作经历或药品调剂实训指导经历。	必备

(3)考核时量

20分钟。

(4)评价标准

表 2-3-2　呼吸系统常见病处方调配考核试题评价标准

评价内容	分值	考核点及评分细则
职业素养与操作规范 20分	10	工作服穿着整洁(束紧袖口)得5分； 不披发、不化妆和佩戴首饰,双手洁净,不染指甲,不留长指甲得5分。
	10	操作时严谨认真,一丝不苟得5分； 发药交代时面带微笑,语言亲切,态度和蔼,耐心细致,服务周到得5分。
技能 80分	审方 10	能正确解读处方,说出所取药品的名称、规格、数量等得8分； 逐项审核处方前记、正文和后记,确定无误后签字得2分。
	调配 40	调配时做到"四查十对",按顺序逐一调配药品得5分； 仔细查看药品有效期(应≥3个月)得3分； 仔细查看药品外观质量(包括形状、色、味、嗅、澄明度等)得3分； 逐一核对药品数量、药品标签上的名称、剂型、规格等,准确规范书写并粘贴标签(注明药品用法用量)得12分； 药品按顺序摆放,调配的药品必须与处方相符得15分(错1个药品扣5分)； 调配完毕后签名得2分。
	核对(自查) 10	调配完后仔细核对所取药品的名称、规格、用法、用量、病人姓名、年龄等,仔细检查药品的外观质量是否合格、药品是否过期或变质得10分(错发或漏发1种扣4分)。
	发药 15	核对患者姓名、药品名称、用法用量,确定无误后按处方顺序发药得5分； 发药时应详细交代用法、用量及用药注意事项得8分(缺一项扣3分)； 道别语正确得2分。
	完成任务 5	20分钟按时完成任务得5分。超过1分钟扣0.5分,超过10分钟得0分。

2-4　消化系统常见病处方调配考核　技能点编号:2-2

(1)任务描述

工作任务内容:请在规定时间内按操作规程完成对处方进行审核、调配、核对(自查)、发药等操作。

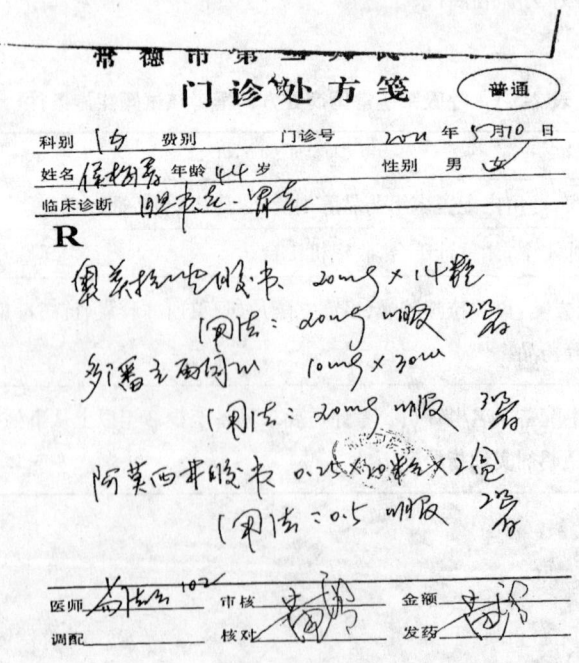

要求：遵照处方调配规程，按药房基本质量要求和服务要求工作。
提交的相关材料：处方调配结果。

（2）实施条件

表 2-4-1　处方调配考核试题实施条件

项目	基本实施条件	备注
场地	模拟药房，药房内配置多组药品陈列货架，药房照明、通风良好。	必备
设备	温湿度计1个，体重计1台，收银机1台。	选备
工具	秒表，处方笺，奥美拉唑胶囊、多潘立酮片、阿莫西林胶囊、抗病毒口服液、布洛芬混悬液等药品。	必备
测评专家	每名考生配备1名考评员。考评员要求具备至少2年以上从事处方调剂工作经历或药品调剂实训指导经历。	必备

（3）考核时量

20分钟。

（4）评价标准

表 2-4-2　消化系统常见病处方调配考核试题评价标准

评价内容		分值	考核点及评分细则
职业素养与操作规范 20分		10	工作服穿着整洁（束紧袖口）得5分； 不披发、不化妆和佩戴首饰，双手洁净，不染指甲，不留长指甲得5分。
		10	操作时严谨认真，一丝不苟得5分； 发药交代时面带微笑，语言亲切，态度和蔼，耐心细致，服务周到得5分。
技能 80分	审方	10	能正确解读处方，说出所取药品的名称、规格、数量等得8分； 逐项审核处方前记、正文和后记，确定无误后签字得2分。
	调配	40	调配时做到"四查十对"，按顺序逐一调配药品得5分； 仔细查看药品有效期（应≥3个月）得3分； 仔细查看药品外观质量（包括形状、色、味、嗅、澄明度等）得3分； 逐一核对药品数量、药品标签上的名称、剂型、规格等，准确规范书写并粘贴标签（注明药品用法用量）得12分； 药品按顺序摆放，调配的药品必须与处方相符得15分（错1个药品扣5分）； 调配完毕后签名得2分。
	核对（自查）	10	调配完后仔细核对所取药品的名称、规格、用法、用量、病人姓名、年龄等，仔细检查药品的外观质量是否合格、药品是否过期或变质得10分（错发或漏发1种扣4分）。
	发药	15	核对患者姓名、药品名称、用法用量，确定无误后按处方顺序发药得5分； 发药时应详细交代用法、用量及用药注意事项得8分（缺一项扣3分）； 道别语正确得2分。
	完成任务	5	20分钟按时完成任务得5分，超过1分钟扣0.5分，超过10分钟得0分。

2-5 高血压病患者用药指导考核　技能点编号：2-3、2-4、2-5

（1）任务描述

工作任务内容：分析给定的高血压病患者用药指导案例，回答问题。

患者，男，45岁，机关干部，在前年的一次体检中，发现患有高血压病。他考虑自己平素体健,虽有高血压病,工作不忙时也无症状,想尽量不用药而通过非药物疗法降低血压,但今年再次体检发现血压没有降低,反出现左心室肥厚。医生建议服用卡托普利。

①介绍高血压病的评定标准。
②常用一线抗高血压药主要有哪5大类?
③告知患者推荐药品卡托普利属于哪一类抗高血压药。
④介绍推荐药物的商品名、药理作用、适应症、不良反应、用药注意事项。
⑤通过非药物治疗高血压的方法有哪些?

要求:大方自然、完整准确、逻辑清晰。

提交的相关材料:高血压用药指导的药品介绍、用药指导及健康教育等的咨询指导方案。

(2)实施条件

表2-5-1　高血压病患者用药指导考核试题实施条件

项目	基本实施条件	备注
场地	模拟药房,药房内配置多组药品陈列货架,药房照明、通风良好。	必备
设备	温湿度计1个,体重计1台,收银机1台。	选备
工具	秒表、案例、硝酸甘油片、阿司匹林肠溶片、卡托普利片、硝苯地平缓释片、美托洛尔片、氢氯噻嗪片、吲达帕胺片等常用心血管系统药品。	必备
测评专家	每名考生配备1名考评员。考评员要求具备至少2年以上从事药学服务及咨询工作经历或药学服务的实训指导经历。	必备

(3)考核时量

20分钟。

(4)评价标准

表2-5-2　高血压病患者用药指导考核试题评价标准

评价内容	分值	考核点及评分细则
职业素养与操作规范20分	10	工作服穿着整洁(束紧袖口)得5分; 不披发、不化妆和佩戴首饰,双手洁净,不染指甲,不留长指甲得5分。
	10	接待患者面带微笑,语言亲切,态度和蔼,耐心细致,给人宾至如归的感觉得5分; 表达清晰流畅,逻辑性较强,服务用语规范得5分。
技能80分	10	正确介绍高血压的评定标准得10分。
	10	正确介绍常用5大类一线抗高血压药:利尿药、钙通道阻滞药、血管紧张素转化酶抑制剂、血管紧张素Ⅱ受体阻断药、β-受体阻断剂得10分。
	5	告知患者推荐药品卡托普利属于血管紧张素转化酶抑制剂得5分。
	10	介绍卡托普利的商品名及药理作用(舒张血管,逆转心血管损害等)得10分。
	10	介绍卡托普利的适应症(高血压合并糖尿病、肥胖及心功能不全)得10分。
	10	告知患者使用期间可能发生的不良反应(刺激性干咳等)得10分。
	10	告知用药过程中注意事项(可引起血钾过高。与螺内酯、氨苯蝶啶等保钾利尿剂合用时应慎重等)得10分。
	15	告诉高血压患者长期药物治疗、定期监测血压的重要性,治疗期间戒烟限酒、合理膳食(低盐饮食)、适当运动、控制体重、保持心理平衡等得15分。

2-6　心绞痛患者用药指导考核　技能点编号：2-6、2-7、2-8、2-9

(1)任务描述

工作任务内容：分析给定的心绞痛患者用药案例，回答问题。

患者，男，66岁，医院确诊为不稳定心绞痛患者，医生推荐用药为：

硝酸甘油片　0.5 mg×20

sig：0.5 mg/次，舌下含服

美托洛尔片　25 mg×40

sig：25 mg/次，2次/日，口服

阿司匹林肠溶片 100 mg×20

sig：100 mg/次，1次/日，口服

①抗心绞痛药主要有哪几类？

②介绍处方中3种药物的用法用量、分类及主要药理作用。

③介绍市售硝酸甘油的其他剂型（不少于3种）及长效硝酸酯类代表药物（不少于2种）。

④介绍硝酸甘油片常见的不良反应及用药注意事项。

⑤告知硝酸甘油片的保管方法。

⑥请为该病人提供心绞痛缓解期的生活指导。

要求：大方自然、完整准确、逻辑清晰。

提交的相关材料：心绞痛用药的药品介绍、用药指导及健康教育等的咨询指导方案。

(2)实施条件

表 2-6-1　心绞痛患者用药指导考核试题实施条件

项目	基本实施条件	备注
场地	模拟药房，药房内配置多组药品陈列货架，药房照明、通风良好。	必备
设备	温湿度计1个，体重计1台，收银机1台。	选备
工具	秒表、案例、硝酸甘油片、阿司匹林肠溶片、卡托普利片、硝苯地平缓释片、美托洛尔片、氢氯噻嗪片、吲达帕胺片等常用心血管系统药品。	必备
测评专家	每名考生配备1名考评员。考评员要求具备至少2年以上从事药学服务及咨询工作经历或药学服务的实训指导经历。	必备

(3)考核时量

20分钟。

(4)评价标准

表 2-6-2　心绞痛患者用药指导考核试题评价标准

评价内容	分值	考核点及评分细则
职业素养与操作规范 20分	10	工作服穿着整洁（束紧袖口）得5分； 不披发、不化妆和佩戴首饰，双手洁净，不染指甲，不留长指甲得5分。
	10	接待患者面带微笑，语言亲切，态度和蔼，耐心细致，给人宾至如归的感觉得5分； 表达清晰流畅，逻辑性较强，服务用语规范得5分。

续表

评价内容	分值	考核点及评分细则
技能80分	10	介绍抗心绞痛药主要有3大类：硝酸酯类、β-受体阻断剂、钙通道阻滞剂得10分。
	15	介绍处方中硝酸甘油片、美托洛尔片、阿司匹林肠溶片的用法用量、属哪一类药（如硝酸甘油属于硝酸酯类等）得15分。
	15	介绍硝酸甘油片、美托洛尔片、阿司匹林肠溶片的主要药理作用得15分。
	5	介绍硝酸甘油的市售其他剂型，如气雾剂、贴片、膏剂、注射液等（任答3项）得5分。
	5	介绍长效硝酸酯类代表药物，如硝酸异山梨酯、单硝酸异山梨酯等得5分。
	10	介绍硝酸甘油常见不良反应：易产生低血压，应坐位含服，用药期间注意连续使用不能超过3片得10分。
	5	告知硝酸甘油片的保管方法：应密闭、避光、低温、勿贴体携带等得5分。
	15	告知患者心绞痛缓解期的生活指导：应避免诱因，减缓精神压力，合理膳食，避免高脂肪饮食，多吃蔬菜水果；进行适度适宜的运动锻炼等得15分。

2-7 急性肠炎患者用药指导考核　技能点编号：2-10、2-11、2-12

(1)任务描述

工作任务内容：分析给定的急性肠炎患者用药指导案例，回答问题。

患者，男，42岁，腹痛、腹泻1天。一天前因吃了麻辣烫后出现脐周阵发性疼痛，痛时引起排便感觉，排便后腹痛略有减轻，一日排便7~8次，初为黄色糊状便，后为稀水样便，并有不消化食物残渣，初步诊断为急性肠炎，遂来我店买药。医生推荐购买盐酸洛哌丁胺胶囊。身体无其他过敏史与疾病史。

①作为药师应从哪几个方面进行询问？
②介绍所需购买药品的商品名、分类及主要适应症。
③介绍所需购买药品的药理作用。
④介绍所需购买药品的用法用量、主要不良反应及用药注意事项。
⑤请为患者提供健康指导。

要求：大方自然、完整准确、逻辑清晰。

提交的相关材料：急性肠炎患者用药的药品介绍、用药指导及健康教育等的咨询指导方案。

(2)实施条件

表 2-7-1　急性肠炎患者用药指导考核试题实施条件

项目	基本实施条件	备注
场地	模拟药房，药房内配置多组药品陈列货架，药房照明、通风良好。	必备
设备	温湿度计1个、体重计1台、收银机1台。	选备
工具	秒表、案例、复方氢氧化铝片、奥美拉唑肠溶胶囊、枸橼酸铋钾胶囊、盐酸洛哌丁胺胶囊、多潘立酮片等常用消化系统药品。	必备
测评专家	每名考生配备1名考评员。考评员要求具备至少2年以上从事药学服务及咨询工作经历或药学服务的实训指导经历。	必备

(3)考核时量

20分钟。

(4)评价标准

表 2-7-2　急性肠炎患者用药指导考核试题评价标准

评价内容		分值	考核点及评分细则
职业素养与操作规范 20分		10	工作服穿着整洁(束紧袖口)得5分； 不披发、不化妆和佩戴首饰,双手洁净,不染指甲,不留长指甲得5分。
		10	接待患者面带微笑,语言亲切,态度和蔼,耐心细致,给人宾至如归的感觉得5分； 表达清晰流畅,逻辑性较强,服务用语规范得5分。
技能 80分	疾病评估	15	作为药师可从疾病症状、持续时间、是否有过敏史、疾病史、检查结果及既往用药等方面进行询问得15分。
	药品介绍	30	介绍盐酸洛哌丁胺胶囊的商品名、分类(止泻药)得10分； 介绍盐酸洛哌丁胺胶囊的主要适应症得10分； 介绍盐酸洛哌丁胺胶囊的药理作用得10分。
	用药指导	20	告知盐酸洛哌丁胺胶囊的用法用量得5分； 告知盐酸洛哌丁胺胶囊主要不良反应(或禁忌症)得10分； 告知患者用药期间注意适当补充水和电解质等得5分。
	健康指导	15	告知肠炎患者应多卧床休息,注意保暖；注意饮食卫生；低脂清淡饮食,尽量少吃产气及含脂肪多的食物,多喝水,以补充体内水、维生素和电解质得15分。

2-8　消化性溃疡患者用药指导考核　技能点编号：2-13、2-14、2-15、2-16

(1)任务描述

工作任务内容：分析给定的消化性溃疡患者用药指导案例,回答问题。

患者,男,业务员,主诉餐后胃部痛不适、饱胀、嗳气、反酸一月余,患者长期饮食不规律、精神压力较大并且有2年吸烟史,经医院诊断为胃溃疡,Hp阴性,遂来我店买药。医生推荐购买奥美拉唑肠溶胶囊。身体无其他过敏史与疾病史。

①作为药师应从哪几个方面进行询问？
②介绍所需购买药品的商品名、分类及主要适应症。
③介绍所需购买药品的药理作用。
④介绍所需购买药品的用法用量、主要不良反应及用药注意事项。
⑤请为患者提供健康指导。

要求：大方自然、完整准确、逻辑清晰。

提交的相关材料：消化性溃疡患者用药指导方案。

(2)实施条件

表 2-8-1　消化性溃疡患者用药指导考核试题实施条件

项目	基本实施条件	备注
场地	模拟药房,药房内配置多组药品陈列货架,药房照明、通风良好。	必备
设备	温湿度计1个,体重计1台,收银机1台。	选备
工具	秒表、案例、复方氢氧化铝片、奥美拉唑肠溶胶囊、枸橼酸铋钾胶囊、盐酸洛哌丁胺胶囊、多潘立酮片等常用消化系统药品。	必备
测评专家	每名考生配备1名考评员。考评员要求具备至少2年以上从事药学服务及咨询工作经历或药学服务的实训指导经历。	必备

(3)考核时量

20分钟。

(4)评价标准

表 2-8-2 消化性溃疡患者用药指导考核试题评价标准

评价内容		分值	考核点及评分细则
职业素养与操作规范20分		10	工作服穿着整洁(束紧袖口)得5分; 不披发、不化妆和佩戴首饰,双手洁净,不染指甲,不留长指甲得5分。
		10	接待患者面带微笑,语言亲切,态度和蔼,耐心细致,给人宾至如归的感觉得5分; 表达清晰流畅,逻辑性较强,服务用语规范得5分。
技能80分	疾病评估	15	从疾病症状、持续时间,患者生活饮食习惯,是否有过敏史、疾病史、检查结果及既往用药等进行询问得15分。
	药品介绍	30	介绍奥美拉唑肠溶胶囊的商品名、分类(抗消化性溃疡药、质子泵抑制剂)得10分; 介绍奥美拉唑肠溶胶囊的主要适应症适用于胃溃疡、十二指肠溃疡、应激性溃疡、反流性食管炎和卓—艾综合征(胃泌素瘤),回答正确,得10分; 介绍奥美拉唑肠溶胶囊的药理作用得10分。
	用药指导	20	告知奥美拉唑肠溶胶囊的用法用量得5分; 告知奥美拉唑肠溶胶囊的主要不良反应(或禁忌症)得10分; 告知患者在服用肠溶胶囊时注意不要嚼碎,以免药物在胃内过早释放而影响疗效等得5分。
	健康指导	15	告知消化性溃疡患者按疗程用药,治疗期间注意饮食规律,不要进食刺激性食物,避免过度劳累和精神紧张,戒烟、酒等得15分。

2-9 普通感冒患者用药指导考核   技能点编号:2-17、2-18、2-19

(1)任务描述

工作任务内容:分析给定的普通感冒患者用药指导案例,回答问题。

患者,女,21岁,大学生,主诉鼻塞、打喷嚏,流稀鼻涕2天。患者因两天前晚上洗冷水澡,第二天出现鼻塞、打喷嚏及轻微的咳嗽咯稀痰现象,无发热,周身疼痛等。患者既往无病史,无药物过敏史。

①作为药师应从哪几个方面进行询问?

②告知患者诱发普通感冒的主要原因。

③请为其在货架上选择合适的药品。

④正确介绍药品名称、成分、作用特点、适应症、服药方法、主要不良反应及注意事项。

⑤请为患者提供健康指导。

要求:大方自然、完整准确、逻辑清晰。

提交的相关材料:普通感冒患者用药的药品介绍、用药指导及健康教育等的咨询指导方案。

(2)实施条件

表 2-9-1　普通感冒患者用药指导考核试题实施条件

项目	基本实施条件	备注
场地	模拟药房,药房内配置多组药品陈列货架,药房照明、通风良好。	必备
设备	温湿度计1个,体重计1台,收银机1台。	选备
工具	秒表、案例、复方盐酸伪麻黄碱缓释胶囊(新康泰克)、复方氨酚烷胺片、硫酸沙丁胺醇气雾剂、氢溴酸右美沙芬糖浆等药品。	必备
测评专家	每名考生配备1名考评员。考评员要求具备至少2年以上从事药学服务及咨询工作经历或药学服务的实训指导经历。	必备

(3)考核时量

20分钟。

(4)评价标准

表 2-9-2　普通感冒患者用药指导考核试题评价标准

评价内容		分值	考核点及评分细则
职业素养与操作规范 20分		10	工作服穿着整洁(束紧袖口)得5分; 不披发、不化妆和佩戴首饰,双手洁净,不染指甲,不留长指甲得5分。
		10	接待患者面带微笑,语言亲切,态度和蔼,耐心细致,给人宾至如归的感觉得5分; 表达清晰流畅,逻辑性较强,服务用语规范得5分。
技能 80分	疾病评估	25	从疾病症状(是否有打喷嚏、流鼻涕、咳嗽、发热、头痛、咳痰等)、持续时间,疾病诱因(是否着凉等),是否用药,是否有过敏史,疾病史等进行询问得20分(缺一项扣5分); 告知患者普通感冒是由多种病毒引起的一种呼吸道常见病得5分。
	药品推荐	30	为患者推荐复方盐酸伪麻黄碱缓释胶囊得5分; 介绍复方盐酸伪麻黄碱缓释胶囊的商品名得5分; 介绍复方盐酸伪麻黄碱缓释胶囊的主要成分及作用特点得10分; 介绍复方盐酸伪麻黄碱缓释胶囊的适应症得10分。
	用药指导	15	告知患者药品的服药方法及主要不良反应(或禁忌症)得10分; 告知用药其他注意事项得5分。
	健康指导	10	告知患者用药期间注意休息,多喝白开水,注意居住环境的清洁、通风等得10分。

2-10　支气管哮喘患者用药指导考核　技能点编号:2-20、2-21、2-22

(1)任务描述

工作任务内容:分析给定的支气管哮喘患者用药指导案例,回答问题。

李某,男,3岁。喘息,呼吸困难3天,咳嗽无痰等现象,医院诊断为支气管哮喘,携带处方(舒喘灵)来药店买药。患者既往无疾病史,对鸡蛋过敏。

①作为药师应从哪几个方面进行询问?

②介绍所需购买药品舒喘灵的通用名称。

③正确介绍该药品的作用特点、适应症、服药方法、主要不良反应及注意事项。

④请为患者提供健康指导。

要求:大方自然、完整准确、逻辑清晰。

提交的相关材料:支气管哮喘患者用药指导方案。

(2)实施条件

表 2-10-1　支气管哮喘患者用药指导考核试题实施条件

项目	基本实施条件	备注
场地	模拟药房,药房内配置多组药品陈列货架,药房照明、通风良好。	必备
设备	温湿度计 1 个,体重计 1 台,收银机 1 台。	选备
工具	秒表、案例、复方盐酸伪麻黄碱缓释胶囊(新康泰克)、复方氨酚烷胺片、硫酸沙丁胺醇气雾剂、氢溴酸右美沙芬糖浆等药品。	必备
测评专家	每名考生配备 1 名考评员。考评员要求具备至少 2 年以上从事药学服务及咨询工作经历或药学服务的实训指导经历。	必备

(3)考核时量

20 分钟。

(4)评价标准

表 2-10-2　支气管哮喘患者用药指导考核试题评价标准

评价内容		分值	考核点及评分细则
职业素养与操作规范 20 分		10	工作服穿着整洁(束紧袖口)得 5 分; 不披发、不化妆和佩戴首饰,双手洁净,不染指甲,不留长指甲得 5 分。
		10	接待患者面带微笑,语言亲切,态度和蔼,耐心细致,给人宾至如归的感觉得 5 分; 表达清晰流畅,逻辑性较强,服务用语规范得 5 分。
技能 80 分	疾病评估	25	从疾病症状、持续时间、疾病诱因等,是否用药,是否有过敏史、疾病史等进行询问得 25 分(缺一项扣 5 分)。
	药品介绍	30	为患者介绍舒喘灵的通用名称为硫酸沙丁胺醇气雾剂得 10 分; 介绍舒喘灵的作用特点(激动支气管平滑肌上的 β_2 受体,松弛支气管平滑肌,解除支气管平滑肌痉挛)得 10 分; 介绍舒喘灵的适应症得 10 分。
	用药指导	15	告知患者药品的服药方法得 7 分; 告知主要不良反应(或禁忌症)及用药注意事项得 8 分。
	健康指导	10	告知患者避免接触过敏原,注意休息,戒烟酒,保持室内空气流通及清洁等得 10 分。

2-11　糖尿病患者用药指导考核　技能点编号:2-23、2-24、2-25、2-26

(1)任务描述

工作任务内容:分析给定的糖尿病患者用药指导案例,回答问题。

患者,男,55 岁,身高 170 cm,体重 70 kg,空腹血糖 8 mmol/L 左右,餐后血糖 10 mmol/L 左右,诊断为Ⅱ型糖尿病,单用饮食控制无效,医生建议选用格列齐特缓释片进行治疗。身体健康无其他疾病。

①请介绍治疗糖尿病患者常用药物的分类,并指明格列齐特属于哪一类。

②请介绍格列齐特降血糖作用特点与临床常见不良反应。

③请告知格列齐特使用注意事项。

④请为患者提供健康指导。

要求：大方自然、完整准确、逻辑清晰。

提交的相关材料：糖尿病用药的药品介绍、用药指导及健康教育等的咨询指导方案。

(2) 实施条件

表 2-11-1　糖尿病患者用药指导考核试题实施条件

项目	基本实施条件	备注
场地	模拟药房，药房内配置多组药品陈列货架，药房照明、通风良好。	必备
设备	温湿度计1个，体重计1台，收银机1台。	选备
工具	秒表、案例、格列齐特缓释片、阿卡波糖片、二甲双胍缓释片、胰岛素注射液、罗格列酮等常用降糖药品。	必备
测评专家	每名考生配备1名考评员。考评员要求具备至少2年以上从事药学服务及咨询工作经历或药学服务的实训指导经历。	必备

(3) 考核时量

20 分钟。

(4) 评价标准

表 2-11-2　糖尿病患者用药指导考核试题评价标准

评价内容		分值	考核点及评分细则
职业素养与操作规范 20分		10	工作服穿着整洁(束紧袖口)得5分； 不披发、不化妆和佩戴首饰，双手洁净，不染指甲，不留长指甲得5分。
		10	接待患者面带微笑，语言亲切，态度和蔼，耐心细致，给人宾至如归的感觉得5分； 表达清晰流畅，逻辑性较强，服务用语规范得5分。
技能 80分	药品介绍	35	正确介绍治疗糖尿病常用药物的分类(胰岛素、磺酰脲类、双胍类、胰岛素增敏剂等)得15分； 正确介绍格列齐特属于磺酰脲类口服降血糖药得10分； 介绍格列齐特降血糖作用特点：可降低正常人血糖，对胰岛功能尚存的患者有效，对Ⅰ型或严重糖尿病患者及切除胰腺的动物无作用得10分。
	用药指导	30	告知患者格列齐特常见不良反应有胃肠不适、皮肤过敏、嗜睡等，严重的为持久性低血糖得10分； 告知服用格列齐特缓释片需整片吞服，不能掰断或嚼碎服用，当用药出现低血糖，轻者摄入碳水化合物(糖)后消失，重者应快速静脉注射50 mL高浓度葡萄糖溶液得20分。
	健康指导	15	告知糖尿病患者治疗期间按时按量用药，定期复诊，自我监测；合理控制饮食，平衡膳食，选择多样化、营养合理的食物。少饮酒，不吸烟；注意劳逸结合，保持精神愉快，运动时请随身携带易吸收的糖类食品等得15分。

2-12　甲亢患者用药指导考核　　技能点编号：2-27、2-28、2-29

(1) 任务描述

工作任务内容：分析给定的甲亢患者用药指导案例，回答问题。

患者，女，32岁。患者于2年前出现易怒、消瘦、低热、多汗、多食易饥等症状。当地医院诊断为甲亢，医生推荐使用丙硫氧嘧啶片治疗。

①介绍常用治疗甲亢药物分类,并指明丙硫氧嘧啶属于哪一类。
②介绍丙硫氧嘧啶片的药理作用、主要不良反应,并告知使用注意事项。
③请为患者提供健康指导。

要求:大方自然、完整准确、逻辑清晰。

提交的相关材料:甲亢用药的药品介绍、用药指导及健康教育的咨询指导方案。

(2)实施条件

表 2-12-1　甲亢患者用药指导考核试题实施条件

项目	基本实施条件	备注
场地	模拟药房,药房内配置多组药品陈列货架,药房照明、通风良好。	必备
设备	温湿度计 1 个,体重计 1 台,收银机 1 台。	选备
工具	秒表、案例、丙硫氧嘧啶片。	必备
测评专家	每名考生配备 1 名考评员。考评员要求具备至少 2 年以上从事药学服务及咨询工作经历或药学服务的实训指导经历。	必备

(3)考核时量

20 分钟。

(4)评价标准

表 2-12-2　甲亢患者用药指导考核试题评价标准

评价内容	分值	考核点及评分细则
职业素养与操作规范 20 分	10	工作服穿着整洁(束紧袖口)得 5 分; 不披发、不化妆和佩戴首饰,双手洁净,不染指甲,不留长指甲得 5 分。
	10	接待患者面带微笑,语言亲切,态度和蔼,耐心细致,给人宾至如归的感觉得 5 分; 表达清晰流畅,逻辑性较强,服务用语规范得 5 分。
技能 80 分	药品介绍 35	正确介绍常用治疗甲亢药物分类得 15 分; 介绍丙硫氧嘧啶属于硫脲类得 10 分; 介绍丙硫氧嘧啶的药理作用得 10 分。
	用药指导 30	告知患者丙硫氧嘧啶的常见不良反应:关节痛、皮疹等过敏反应等得 10 分; 告知患者用药剂量个体化,根据病情、治疗反应及甲状腺功能检查调整用药,出现不良反应时需停药等得 20 分。
	健康指导 15	告知治疗期间生活规律,注意休息,劳逸结合,避免诱因,按时按量用药,定期复诊等得 15 分。

2-13　手足癣患者用药指导考核　技能点编号:2-30、2-31、2-32

(1)任务描述

工作任务内容:分析给定的手足癣患者用药指导案例,回答问题。

患者,男,23 岁,学生,足底出现群集或散在的小疱,针尖或米粒大小,瘙痒,小疱搔抓后有水样物质流出,诊断为足癣,前来药店咨询购药。

①作为药师应从哪几个方面进行询问?
②常选用的药物类别有哪些?
③请为其在货架上选择合适的药品,并告知其药理基础是什么。

④正确介绍药品名称、分类、适应症、用法、主要不良反应及注意事项。

⑤请为患者提供健康指导。

要求:大方自然、完整准确、逻辑清晰。

提交的相关材料:手足癣用药的药品介绍、用药指导及健康教育等的咨询指导方案。

(2)实施条件

表 2-13-1　手足癣患者用药指导考核试题实施条件

项目	基本实施条件	备注
场地	模拟药房,药房内配置多组药品陈列货架,药房照明、通风良好。	必备
设备	温湿度计1个,体重计1台,收银机1台。	选备
工具	秒表、案例、硝酸咪康唑乳膏、马来酸氯苯那敏片、氢化可的松乳膏等药品。	必备
测评专家	每名考生配备1名考评员。考评员要求具备至少2年以上从事药学服务及咨询工作经历或药学服务的实训指导经历。	必备

(3)考核时量

20分钟。

(4)评价标准

表 2-13-2　手足癣患者用药指导考核试题评价标准

评价内容		分值	考核点及评分细则
职业素养与操作规范 20分		10	工作服穿着整洁(束紧袖口)得5分; 不披发、不化妆和佩戴首饰,双手洁净,不染指甲,不留长指甲得5分。
		10	接待患者面带微笑,语言亲切,态度和蔼,耐心细致,给人宾至如归的感觉得5分; 表达清晰流畅,逻辑性较强,服务用语规范得5分。
技能 80分	疾病评估	25	从疾病症状、是否或曾服用过治疗手足癣的药物、是否有过敏史、疾病史等方面进行询问得16分; 告知患者足癣是皮肤的浅部真菌感染,临床可选用抗真菌药得9分。
	药品推荐	30	为患者推荐抗真菌药硝酸咪康唑乳膏得5分; 介绍硝酸咪康唑乳膏的商品名、分类(广谱唑类抗真菌药)得5分; 介绍硝酸咪康唑乳膏的主要适应症得10分; 介绍硝酸咪康唑乳膏的药理作用得10分。
	用药指导	15	告知硝酸咪康唑乳膏的使用方法、主要不良反应(或禁忌症)得9分; 告知用药过程中其他注意事项得6分。
	健康指导	10	告知足癣患者不要用公用拖鞋、脚盆、擦布等,鞋袜、脚布要定期灭菌,保持足部清洁干燥;减少对皮肤的不良刺激,少饮刺激性饮料,如浓茶、咖啡、酒类等;洗脚要擦干趾缝间的水分以防再感染等得10分。

2-14　荨麻疹患者用药指导考核　技能点编号:2-33、2-34、2-35

(1)任务描述

工作任务内容:分析给定的荨麻疹患者用药指导案例,回答问题。

小文夏天去海滨度假,看到海鲜城里琳琅满目的海鲜,便开始大吃特吃,可是吃了不到半个小时,全身出现了大片红斑(风团疹),奇痒无比。经医院诊断为过敏性荨麻疹。

①作为药师应从哪几个方面进行询问?

②常选用的药物类别有哪些?
③请为其在货架上选择合适的药品,并告知其药理基础是什么。
④正确介绍药品名称、适应症、用法、主要不良反应及注意事项。
⑤请为患者提供健康指导。

要求:大方自然、完整准确、逻辑清晰。

提交的相关材料:荨麻疹用药的药品介绍、用药指导及健康教育等的咨询指导方案。

(2)实施条件

表 2-14-1 荨麻疹患者用药指导考核试题实施条件

项目	基本实施条件	备注
场地	模拟药房,药房内配置多组药品陈列货架,药房照明、通风良好。	必备
设备	温湿度计 1 个,体重计 1 台,收银机 1 台。	选备
工具	秒表、案例、硝酸咪康唑乳膏、马来酸氯苯那敏片、氢化可的松乳膏等药品。	必备
测评专家	每名考生配备 1 名考评员。考评员要求具备至少 2 年以上从事药学服务及咨询工作经历或药学服务的实训指导经历。	必备

(3)考核时量

20 分钟。

(4)评价标准

表 2-14-2 荨麻疹患者用药指导考核试题评价标准

评价内容		分值	考核点及评分细则
职业素养与操作规范 20 分		10	工作服穿着整洁(束紧袖口)得 5 分; 不披发、不化妆和佩戴首饰,双手洁净,不染指甲,不留长指甲得 5 分。
		10	接待患者面带微笑,语言亲切,态度和蔼,耐心细致,给人宾至如归的感觉得 5 分; 表达清晰流畅,逻辑性较强,服务用语规范得 5 分。
技能 80 分	疾病评估	25	从疾病症状、持续时间、可能诱发的原因、是否有过敏史、疾病史、是否或曾服用过治疗荨麻疹的药物等进行询问得 16 分; 告知患者荨麻疹临床常选用抗组胺药得 9 分。
	药品推荐	30	为患者推荐马来酸氯苯那敏片 5 分; 介绍马来酸氯苯那敏片的名称(商品名)得 5 分; 介绍马来酸氯苯那敏片的主要适应症得 10 分; 介绍马来酸氯苯那敏片的药理作用得 10 分。
	用药指导	15	告知马来酸氯苯那敏片的用法(口服/外用)、主要不良反应(或禁忌症)得 9 分; 告知用药过程中其他注意事项得 6 分。
	健康指导	10	告知荨麻疹患者勿服食可疑致病食品或药品,勿抓挠患处以免并感染等得 10 分。

2-15 口腔溃疡患者用药指导考核 技能点编号:2-36、2-37、2-38

(1)任务描述

工作任务内容:分析给定的口腔溃疡患者用药案例,回答问题。

患者,女,34 岁,近日口腔内有黄豆粒大小的溃疡,疼痛难忍,不能进食,并有头痛、口干口臭、烦躁等症状,遂来药店购买意可贴,请根据患者的情况为其进行用药指导。

①介绍所需购买药品的名称。

②正确介绍需购买药品的类别以及其主要药理作用。

③正确介绍所需购买药品的用法、主要不良反应及注意事项。

④请为患者提供健康指导。

要求:大方自然、完整准确、逻辑清晰。

提交的相关材料:口腔溃疡用药的药品介绍、用药指导及健康教育等的咨询指导方案。

(2)实施条件

表 2-15-1 口腔溃疡患者用药指导考核试题实施条件

项目	基本实施条件	备注
场地	模拟药房,药房内配置多组药品陈列货架,药房照明、通风良好。	必备
设备	温湿度计1个,体重计1台,收银机1台。	选备
工具	秒表、案例、醋酸地塞米松贴片等药品。	必备
测评专家	每名考生配备1名考评员。考评员要求具备至少2年以上从事药学服务及咨询工作经历或药学服务的实训指导经历。	必备

(3)考核时量

20分钟。

(4)评价标准

表 2-15-2 口腔溃疡患者用药指导考核试题评价标准

评价内容		分值	考核点及评分细则
职业素养与操作规范 20分		10	工作服穿着整洁(束紧袖口)得5分; 不披发、不化妆和佩戴首饰,双手洁净,不染指甲,不留长指甲得5分。
		10	接待患者面带微笑,语言亲切,态度和蔼,耐心细致,给人宾至如归的感觉得5分; 表达清晰流畅,逻辑性较强,服务用语规范得5分。
技能 80分	药品介绍	35	介绍所需购买药品的商品名与通用名称得10分; 介绍地塞米松属于糖皮质激素类药得10分; 介绍地塞米松的主要药理作用得15分。
	用药指导	30	告知醋酸地塞米松贴片的用法得10分; 告知醋酸地塞米松贴片的主要不良反应(或禁忌症)得10分; 告知用药过程中其他注意事项得10分。
	健康指导	15	告知口腔溃疡患者平常应注意保持口腔清洁,常用淡盐水漱口,戒除烟酒,生活起居有规律,保证充足的睡眠。坚持体育锻炼,饮食清淡,多饮水,多吃蔬菜水果,少食辛辣、刺激性食品,保持大便通畅等得15分。

2-16 青光眼患者用药指导考核 技能点编号:2-39、2-40、2-41

(1)任务描述

工作任务内容:分析给定的青光眼患者用药指导案例,回答问题。

王某,女。2个月前开始感到左眼疼痛,视物模糊,视灯周围有红晕,偶伴有轻度同侧头痛,但症状轻微,常自行缓解。3天前突然感觉左侧剧烈头痛、眼球胀痛,视力极度下降。在地方医院诊断为左眼急性闭角型青光眼。医生推荐使用毛果芸香碱滴眼液。

①请介绍毛果芸香碱属于哪一类药。

②介绍毛果芸香碱滴眼液的主要药理作用。

③正确介绍毛果芸香碱滴眼液适应症、用法、主要不良反应及注意事项。

④请为患者提供健康指导。

要求:大方自然、完整准确、逻辑清晰。

提交的相关材料:青光眼用药的药品介绍、用药指导及健康教育等的咨询指导方案。

(2)实施条件

表2-16-1 青光眼患者用药指导考核试题实施条件

项目	基本实施条件	备注
场地	模拟药房,药房内配置多组药品陈列货架,药房照明、通风良好。	必备
设备	温湿度计1个,体重计1台,收银机1台。	选备
工具	秒表、案例、毛果芸香碱滴眼液等药品。	必备
测评专家	每名考生配备1名考评员。考评员要求具备至少2年以上从事药学服务及咨询工作经历或药学服务的实训指导经历。	必备

(3)考核时量

20分钟。

(4)评价标准

表2-16-2 青光眼患者用药指导考核试题评价标准

评价内容		分值	考核点及评分细则
职业素养与操作规范 20分		10	工作服穿着整洁(束紧袖口)得5分; 双手洁净,不染指甲,不留长指甲得5分。
		10	接待患者面带微笑,语言亲切,态度和蔼,耐心细致,给人宾至如归的感觉得5分; 表达清晰流畅,逻辑性较强,服务用语规范得5分。
技能 80分	药品介绍	35	介绍毛果芸香碱属于拟胆碱药——M受体激动药得10分; 告知患者毛果芸香碱滴眼液的药理作用,可以缩瞳、降低眼内压、调节痉挛,可用于青光眼治疗得15分; 介绍毛果芸香碱滴眼液的适应症得10分。
	用药指导	30	告知毛果芸香碱滴眼液的用法得10分; 告知毛果芸香碱滴眼液的主要不良反应得10分; 告知用药过程中其他注意事项得10分。
	健康指导	15	生活起居要有规律,避免情绪波动,保持心理平衡;避免长时间用眼;避免饮用咖啡、酒及吸烟;避免服用对眼压有影响的药物等得15分。

2-17 氨基糖苷类抗生素的合理应用考核　技能点编号:2-42、2-43、2-44

(1)任务描述

工作任务内容:分析给定的氨基糖苷类抗生素的用药案例,回答问题。

患者,女,66岁。患有肺源性心脏病,合并呼吸道感染。医生给予阿米卡星抗感染,同时给予呋塞米消除水肿,减轻心脏负担。患者当天晚上出现耳鸣,听力下降。作为药师,对于以上情况请给予相应用药指导。

①请指出阿米卡星属于哪一类抗菌药物。

②请分析患者当晚出现耳鸣、听力下降的原因。

③请介绍阿米卡星抗菌谱及作用机制。

④请介绍阿米卡星的适应症、主要不良反应及注意事项。

⑤告知患者滥用抗菌药的危害。

要求：大方自然、完整准确、逻辑清晰。

提交的相关材料：氨基糖苷类抗生素的合理用药的用药分析、药品介绍及健康教育等的咨询指导方案。

(2)实施条件

表 2-17-1　氨基糖苷类抗生素的合理应用考核试题实施条件

项目	基本实施条件	备注
场地	模拟药房，药房内配置多组药品陈列货架，药房照明、通风良好。	必备
设备	温湿度计1个，体重计1台，体温计1台。	选备
工具	秒表、案例、氨苄西林、阿莫西林、头孢拉定、头孢氨苄、多西环素、阿米卡星、红霉素、克拉霉素、复方磺胺甲噁唑、左氧氟沙星等常用抗感染药物。	必备
测评专家	每名考生配备1名考评员。考评员要求具备至少2年以上从事药学服务及咨询工作经历或药学服务的实训指导经历。	必备

(3)考核时量

20分钟。

(4)评价标准

表 2-17-2　氨基糖苷类抗生素的合理应用考核试题评价标准

评价内容		分值	考核点及评分细则
职业素养与操作规范 20分		10	工作服穿着整洁(束紧袖口)得5分； 不披发、不化妆和佩戴首饰，双手洁净，不染指甲，不留长指甲得5分。
		10	接待患者面带微笑，语言亲切，态度和蔼，耐心细致，给人宾至如归的感觉得5分； 表达清晰流畅，逻辑性较强，服务用语规范得5分。
技能 80分	用药分析	20	正确介绍阿米卡星属于氨基糖苷类抗菌药得5分； 阿米卡星具有耳毒性，呋塞米也具有耳毒性，两药合用会增加耳毒性，故患者用药后出现耳鸣、听力下降，回答正确得15分。
	药品介绍	45	介绍阿米卡星的抗菌谱，主要对各种敏感的需氧G⁻杆菌有抗菌作用得5分； 正确介绍阿米卡星抗菌作用机制是阻碍蛋白质的合成得5分； 正确介绍阿米卡星的主要适应症得10分； 告知主要不良反应(耳毒性、肾毒性、神经肌肉阻滞、过敏反应)得10分； 告知患者用药期间应经常询问患者是否有眩晕、耳鸣等先兆症状，并进行听力检查，避免与具有耳毒性、肾毒性药物合用，避免与肌松药、全麻药合用等，得15分。
	健康指导	15	告知患者滥用抗菌药物会增加不良反应发生率，同时耐药菌株不断增加，给感染性疾病的治疗带来严重的困难等得15分。

2-18 β-内酰胺类抗生素的合理应用考核　技能点编号：2-42、2-43、2-44

(1)任务描述

工作任务内容：分析给定的β-内酰胺类抗生素的用药案例，回答问题。

患者，男，35岁，因发热、咳嗽、胸闷不适、黏液性痰入院，经医院确诊为社区获得性肺炎，痰培养结果检出肺炎链球菌。给予静脉滴注阿莫西林1 g,q8h及对症治疗,用药3天体温降至正常,咳嗽减轻,改为口服阿莫西林500 mg,q8h,第5天复查肺炎痊愈。

①请指出阿莫西林属于哪一类抗菌药物。
②请分析治愈的原因以及阿莫西林通过何种机制发挥抗菌作用。
③与青霉素比较，阿莫西林有何特点？
④青霉素类抗生素主要的不良反应是什么？使用时应注意哪些问题？
⑤告知患者滥用抗菌药的危害。

要求：大方自然、完整准确、逻辑清晰。

提交的相关材料：β-内酰胺类抗生素的合理用药的用药分析、药品介绍及健康教育等的咨询指导方案。

(2)实施条件

表 2-18-1　β-内酰胺类抗生素的合理应用考核试题实施条件

项目	基本实施条件	备注
场地	模拟药房,药房内配置多组药品陈列货架,药房照明、通风良好。	必备
设备	温湿度计1个,体重计1台,体温计1台。	选备
工具	秒表、案例、氨苄西林、阿莫西林、头孢拉定、头孢氨苄、多西环素、阿米卡星、红霉素、克拉霉素、复方磺胺甲噁唑、左氧氟沙星等常用抗感染药物。	必备
测评专家	每名考生配备1名考评员。考评员要求具备至少2年以上从事药学服务及咨询工作经历或药学服务的实训指导经历。	必备

(3)考核时量

20分钟。

(4)评价标准

表 2-18-2　β-内酰胺类抗生素的合理应用考核试题评价标准

评价内容		分值	考核点及评分细则
职业素养与操作规范 20分		10	工作服穿着整洁(束紧袖口)得5分； 不披发、不化妆和佩戴首饰,双手洁净,不染指甲,不留长指甲得5分。
		10	接待患者面带微笑,语言亲切,态度和蔼,耐心细致,给人宾至如归的感觉得5分； 表达清晰流畅,逻辑性较强,服务用语规范得5分。
技能 80分	用药分析	20	正确介绍阿莫西林属于广谱青霉素类得5分； 分析案例中痰培养结果检出肺炎链球菌(G^+),阿莫西林是一种广谱抗菌药,对G^+、G^-都有杀菌作用得15分。

续表

评价内容		分值	考核点及评分细则
技能 80分	药品介绍	45	正确介绍阿莫西林的抗菌机制为抑制细胞壁的合成得10分； 与青霉素相比较，阿莫西林耐酸，可口服，对G^+、G^-都有杀菌作用，不耐酶，对耐药金黄色葡萄球菌感染无效得10分； 告知青霉素类抗生素的主要不良反应等得10分； 使用青霉素类抗生素时应注意"一问二试三观察"等得15分。
	健康指导	15	告知患者滥用抗菌药物会增加不良反应发生率，同时耐药菌株不断增加，给感染性疾病的治疗带来严重的困难得15分。

2-19 维生素类药的合理应用考核　技能点编号：2-45、2-46、2-47

（1）任务描述

工作任务内容：分析给定的维生素类药的用药案例，回答问题。

患者，男，46岁，因双眼夜盲1周就诊，遂来药店买药。医生开出维生素A软胶囊。

①介绍所需购买药品的分类及主要适应症。

②介绍所需购买药品的市售其他剂型（至少三种）。

③介绍所需购买药品的用法用量、主要不良反应及药物相互作用。

④请为患者提供健康指导。

要求：大方自然、完整准确、逻辑清晰。

提交的相关材料：维生素类药用药的药品介绍、用药指导及健康教育等的咨询指导方案。

（2）实施条件

表2-19-1　维生素类药的合理应用考核试题实施条件

项目	基本实施条件	备注
场地	模拟药房，药房内配置多组药品陈列货架，药房照明、通风良好。	必备
设备	温湿度计1个，体重计1台，收银机1台。	选备
工具	秒表、案例、维生素C片、维生素A软胶囊、维生素E软胶囊、维生素B_1片、维生素B_6片等药品。	必备
测评专家	每名考生配备1名考评员。考评员要求具备至少2年以上从事药学服务及咨询工作经历或药学服务的实训指导经历。	必备

（3）考核时量

20分钟。

（4）评价标准

表2-19-2　维生素类药的合理应用考核试题评价标准

评价内容	分值	考核点及评分细则
职业素养与操作规范 20分	10	工作服穿着整洁（束紧袖口）得5分； 不披发、不化妆和佩戴首饰，双手洁净，不染指甲，不留长指甲得5分。
	10	接待患者面带微笑，语言亲切，态度和蔼，耐心细致，给人宾至如归的感觉得5分； 表达清晰流畅，逻辑性较强，服务用语规范得5分。

续表

评价内容		分值	考核点及评分细则
技能 80分	药品介绍	35	介绍维生素A的分类(维生素及矿物质类非处方药,脂溶性维生素/水溶性维生素)得10分;
			介绍维生素A软胶囊的适应症用于预防和治疗维生素A缺乏症,如夜盲症、干眼症、角膜软化、皮肤粗糙角化得15分;
			介绍维生素A常用的其他剂型(注射剂、滴眼剂、软膏剂等)得10分。
	用药指导	45	正确介绍维生素A软胶囊的用法用量得10分;
			告知维生素A主要不良反应(或禁忌症)得15分;
			告知患者使用期间避免与氢氧化铝、硫糖铝(能干扰维生素A的吸收)、口服避孕药(可提高维生素A的血药浓度)合用等得10分;
			告知患者多吃胡萝卜等富含维生素A的食物,可以合用维生素E促进维生素A的吸收和利用等得10分。

2-20 矿物质类药的合理应用考核　技能点编号:2-48、2-49、2-50

(1)任务描述

工作任务内容:分析给定的矿物质类药的用药案例,回答问题。

患者,男,60岁,主诉因腰背疼痛半月余而来买药。患者自诉一个多月去医院检查,医生诊断骨质疏松症,服用钙片后腰背疼痛症状好转,遂停药。停药后半个月,腰背疼痛症状复发,遂来药店购买碳酸钙咀嚼片。

①介绍所需购买药品的分类及主要适应症。

②介绍所需购买药品的市售复方制剂,并介绍复方制剂特点。

③介绍所需购买药品的用法、用量、主要不良反应及药物相互作用。

④请为患者提供健康指导。

要求:大方自然、完整准确、逻辑清晰。

提交的相关材料:矿物质类药用药的药品介绍、用药指导及健康教育等的咨询指导方案。

(2)实施条件

表2-20-1　矿物质类药品的合理应用考核试题实施条件

项目	基本实施条件	备注
场地	模拟药房,药房内配置多组药品陈列货架,药房照明、通风良好。	必备
设备	温湿度计1个,体重计1台,收银机1台。	选备
工具	秒表、案例、碳酸钙咀嚼片、葡萄糖酸钙口服液、葡糖糖酸锌口服液等药品。	必备
测评专家	每名考生配备1名考评员。考评员要求具备至少2年以上从事药学服务及咨询工作经历或药学服务的实训指导经历。	必备

(3)考核时量

20分钟。

(4)评价标准

表 2-20-2　矿物质类药品的合理应用考核试题评价标准

评价内容		分值	考核点及评分细则
职业素养与操作规范 20 分		10	工作服穿着整洁(束紧袖口)得 5 分; 不披发、不化妆和佩戴首饰,双手洁净,不染指甲,不留长指甲得 5 分。
		10	接待患者面带微笑,语言亲切,态度和蔼,耐心细致,给人宾至如归的感觉得 5 分; 表达清晰流畅,逻辑性较强,服务用语规范得 5 分。
技能 80 分	药品介绍	35	介绍碳酸钙的分类(维生素及矿物质类非处方药,钙制剂)得 5 分; 介绍碳酸钙咀嚼片的适应症:预防和治疗钙缺乏症,如骨质疏松、手足抽搐症、骨发育不全、佝偻病以及儿童、妊娠和哺乳期妇女、绝经期妇女、老年人钙的补充得 15 分; 介绍碳酸钙市售复方制剂(碳酸钙 D_3 片等)得 5 分; 复方制剂(碳酸钙 D_3 片)含维生素 D,维生素 D 能参与钙和磷的代谢,促进其吸收并对骨质形成有重要作用得 10 分。
	用药指导	45	正确介绍碳酸钙咀嚼片的用法用量得 10 分; 告知碳酸钙咀嚼片主要不良反应(或禁忌症)得 15 分; 告知患者使用期间不宜与洋地黄类药物合用,与苯妥英钠、四环素、噻嗪类利尿药等药物合用时要引起注意得 10 分; 告知患者多吃富含钙、维生素 D、锌、铜的食物,可合用维生素 D(促进钙的吸收和利用)等得 10 分。

2-21　栓剂的正确使用考核　技能点编号:2-51、2-52

(1)任务描述

工作任务内容:介绍甘油栓的作用特点、主要给药途径或用药部位、使用方法及用药注意事项。

要求:大方自然、完整准确、逻辑清晰。

提交的相关材料:甘油栓的药品介绍。

(2)实施条件

表 2-21-1　栓剂的正确使用考核试题实施条件

项目	基本实施条件	备注
场地	药品调剂实训室。	必备
仪表	温湿度计 1 个。	选备
工具	秒表,题卡,甘油栓等栓剂药品。	必备
测评专家	每名考生配备 1 名考评员。考评员要求具备至少 2 年以上从事药学服务及咨询工作经历或药学服务的实训指导经历。	必备

(3)考核时量

20 分钟。

(4)评价标准

表 2-21-2　栓剂的正确使用考核试题评价标准

评价内容		分值	考核点及评分细则
职业素养与操作规范 20分		10	工作服穿着整洁(束紧袖口)得5分； 不披发、不化妆和佩戴首饰，双手洁净，不染指甲，不留长指甲得5分。
		10	接待患者面带微笑，语言亲切，态度和蔼，耐心细致，给人宾至如归的感觉得5分； 表达清晰流畅，逻辑性较强，服务用语规范得5分。
技能 80分	剂型的特点	30	正确介绍甘油栓的作用特点得15分； 正确介绍甘油栓的主要给药途径或用药部位得15分。
	剂型的正确使用	50	正确介绍甘油栓的使用方法得25分； 正确介绍甘油栓的用药注意事项得25分。

2-22　泡腾片的正确使用考核　技能点编号：2-51、2-53

(1)任务描述

工作任务内容：介绍维C泡腾片的作用特点、主要给药途径或用药部位、使用方法及用药注意事项。

要求：大方自然、完整准确、逻辑清晰。

提交的相关材料：维C泡腾片的药品介绍。

(2)实施条件

表 2-22-1　泡腾片的正确使用考核试题实施条件

项目	基本实施条件	备注
场地	药品调剂实训室。	必备
仪表	温湿度计1个。	选备
工具	秒表，题卡，维C泡腾片等药品。	必备
测评专家	每名考生配备1名考评员。考评员要求具备至少2年以上从事药学服务及咨询工作经历或药学服务的实训指导经历。	必备

(3)考核时量

20分钟。

(4)评价标准

表 2-22-2　泡腾片的正确使用考核试题评价标准

评价内容		分值	考核点及评分细则
职业素养与操作规范 20分		10	工作服穿着整洁(束紧袖口)得5分； 不披发、不化妆和佩戴首饰，双手洁净，不染指甲，不留长指甲得5分。
		10	接待患者面带微笑，语言亲切，态度和蔼，耐心细致，给人宾至如归的感觉得5分； 表达清晰流畅，逻辑性较强，服务用语规范得5分。
技能 80分	剂型的特点	30	正确介绍维生素C泡腾片作用特点得15分； 正确介绍维生素C泡腾片主要给药途径或用药部位得15分。
	剂型的正确使用	50	正确介绍维生素C泡腾片的使用方法得25分； 正确介绍维生素C泡腾片的用药注意事项得25分。

2-23 儿童用药指导考核 技能点编号：2-54、2-55

（1）任务描述

工作任务内容：分析给定的儿童用药指导案例，回答问题。

患儿，男，4周岁半。近2天由于冷热不适患感冒，出现流黄鼻涕，有时咳嗽，其母亲来我店要求购买小儿氨酚烷胺颗粒和左氧氟沙星胶囊。

①儿童用药特点有哪些？
②此阶段患者应禁用哪些药物？
③介绍小儿用药注意事项。
④分析此案例用药合理性，并说明原因。
⑤告知患者用药注意事项。

要求：大方自然、完整准确、逻辑清晰。

提交的相关材料：适合本案例的儿童用药指导方案。

（2）实施条件

表 2-23-1　儿童用药指导考核试题实施条件

项目	基本实施条件	备注
场地	药品调剂实训室。	必备
设备	温湿度计1个。	选备
工具	秒表、儿童患病案例、左氧氟沙星胶囊、小儿氨酚烷胺颗粒、阿莫西林颗粒等、题卡等。	必备
测评专家	每名考生配备1名考评员。考评员要求具备至少2年以上从事药学服务及咨询工作经历或药学服务的实训指导经历。	必备

（3）考核时量

20分钟。

（4）评价标准

表 2-23-2　儿童用药指导考核试题评分标准

评价内容		分值	考核点及评分细则
职业素养与操作规范 20分		10	工作服穿着整洁（束紧袖口）得5分； 不披发、不化妆和佩戴首饰，双手洁净，不染指甲，不留长指甲得5分。
		10	沟通时面带微笑，语言亲切，态度和蔼，耐心细致，给人宾至如归的感觉得5分； 逻辑准确，临场应变能力较强，服务用语规范得5分。
技能80分	特殊人群的用药原则	45	4周岁半患儿（儿童期）其用药特点是：药物排泄快，水及电解质代谢功能较差，慎用激素类，此阶段骨和牙齿发育易受影响，得20分； 儿童期禁用四环素类（<8岁）、吲哚美辛（<14岁）、氟喹诺酮类、氟哌啶醇（<18岁）等，答对任两项及以上得15分； 小儿用药应注意严格掌握剂量，注意间隔时间，应依据小儿特点选好给药途径得10分。
	特殊人群的用药指导	35	分析所给案例，左氧氟沙星属于喹诺酮类抗菌药，禁用于18岁以下儿童，否则会阻碍软骨发育、承重关节损伤，建议其换为青霉素类抗生素得20分； 告知患者多饮水、注意休息，如咳嗽加重可使用镇咳药等得15分。

2-24 老年人用药指导考核 技能点编号：2-54、2-56

（1）任务描述

工作任务内容：分析给定的老年人用药服务案例，回答问题。

某患者，男，64岁，类风湿性关节炎患者，今日因症状加重，来我店购买糖皮质激素欲缓解疼痛。

①请介绍老年人患病特点。

②临床上如何提高老年人用药的依从性？

③针对老年人如何选择适当的剂量？

④分析所给案例合理性，并给予用药建议。

要求：大方自然、完整准确、逻辑清晰。

提交的相关材料：适合本案例的老年人用药指导方案。

（2）实施条件

表 2-24-1 老年人用药指导考核试题实施条件

项目	基本实施条件	备注
场地	药品调剂实训室。	必备
设备	温湿度计1个。	选备
工具	秒表、老年人患病案例、氢化可的松片等，题卡、秒表	必备
测评专家	每名考生配备1名考评员。考评员要求具备至少2年以上从事药学服务及咨询工作经历或药学服务的实训指导经历。	必备

（3）考核时量

20分钟。

（4）评价标准

表 2-24-2 老年人用药指导考核试题评分标准

评价内容	分值	考核点及评分细则
职业素养与操作规范 20分	10	工作服穿着整洁(束紧袖口)得5分； 不披发、不化妆和佩戴首饰，双手洁净，不染指甲，不留长指甲得5分；
	10	沟通时面带微笑，语言亲切，态度和蔼，耐心细致，给人宾至如归的感觉得5分； 逻辑准确，临场应变能力较强，服务用语规范得5分；
技能 80分	特殊人群的用药原则 45	介绍老年人患病特点：起病隐匿，症状复杂，病情不易掌握，恶化迅速，多种疾病并存，诊治困难；意识障碍，诊断困难，并发症多而复杂得15分； 介绍如何提高老年人用药的依从性，老年人临床用药应使治疗方案简化，选用糖浆剂或溶液剂等剂型，药品包装应便于打开或使用，难记的药名可用形象化的颜色、编号等标注，同时请亲友督促患者用药得15分； 针对老年人选药，初始用药应从小剂量开始，逐渐增加到最合适的剂量，增加剂量至少间隔3个血浆半衰期，减少每次剂量或延长间隔时间或二者都改变，以免体内蓄积，对肝肾功能不全患者应适当调整剂量等得15分。
	特殊人群的用药指导 35	分析所给案例，针对老年人常患有骨质疏松，选用糖皮质激素，可引起骨折和股骨头坏死，不建议使用得20分； 如必须应用，不能长期大剂量治疗，同时须加钙剂与维生素D，以防止骨质疏松得15分。

2-25 盐酸环丙沙星不良反应监测考核　技能点编号：2-57、2-58、2-59

(1)任务描述

工作任务内容：分析给定的盐酸环丙沙星不良反应监测案例资料，填写药品不良反应报告表。

患者付芳，女，汉族，1974年9月23日生，体重50 kg，患尿道炎。于2010年7月7日因尿路感染，服用盐酸环丙沙星片1次1片，1日2次，7月7日当天服药后出现上腹疼痛、恶心、呕吐，肌肉注射硫酸庆大霉素注射液8万单位，山莨菪碱注射液5毫克，7月8日恢复正常。

根据《药品不良反应报告和监测管理办法》，正确分析药品不良反应技术资料，真实、规范、完整地填写药品不良反应报告表。

要求：表述简洁规范，格式准确，字迹清晰。

提交的相关材料：药品不良反应报告表。

(2)实施条件

表2-25-1　盐酸环丙沙星不良反应监测考核试题实施条件

项目	基本实施条件	备注
场地	模拟药房，实训室或机房。	必备
设备	电脑。	必备
工具	秒表、药品不良反应/事件表、盐酸环丙沙星不良反应事件资料及盐酸环丙沙星片、题卡等。	必备
测评专家	每2名考生配备1名考评员。考评员要求具备至少2年以上临床药师经历或药学服务的实训指导经历。	必备

(3)考核时量

30分钟。

(4)评价标准

表2-25-2　盐酸环丙沙星不良反应监测考核试题评分标准

评价内容		分值	考核点及评分细则
职业素养与操作规范 20分		10	工作服穿着整洁(束紧袖口)得5分； 不披发、不化妆和佩戴首饰，双手洁净，不染指甲，不留长指甲得5分。
		10	填写报表时字迹清晰，逻辑准确、表述真实、完整、规范、流畅得10分。
技能 80分	基本信息	10	按照《药品不良反应报告和管理办法》，正确判断报告类型得3分； 准确规范填写患者姓名、性别、出生日期、体重得4分； 准确填写有无家族药品不良反应、既往药品不良反应情况得3分。
	药品信息	30	准确规范填写怀疑药品或/和并用药品名称，商品名与通用名称不得颠倒，通用名称不得使用简称得8分； 准确规范填写商品剂型，剂型与用法一致得5分； 准确规范填写药品生产厂家、生产批号得6分； 准确规范填写药品用法用量、用药起止时间得4分； 准确规范填写用药原因得7分。

续表

评价内容		分值	考核点及评分细则
技能 80 分	不良反 应信息	40	参照《WHO 药品不良反应术语集》规范完整填写不良反应/事件名称得 5 分； 准确规范填写不良反应发生/事件发生时间得 3 分； 准确规范完整填写不良反应过程描述（包括症状、体征、临床检验等）得 12 分； 准确规范完整填写不良反应过程处理情况得 10 分； 准确填写不良反应的结果、原患疾病（使用规范的医学术语）、对原患疾病的影响得 6 分； 准确填写不良反应的关联性评价等得 4 分。

2-26　青霉素不良反应监测考核　技能点编号：2-57、2-58、2-60

(1) 任务描述

工作任务内容：分析给定的青霉素不良反应监测案例资料，填写药品不良反应报告表。

要求：分析给定的青霉素不良反应案例，分析药品不良反应资料，填写药品不良反应报告表。

患者王小梅，女,60 岁,49 kg。2012 年 10 月 16 日因上呼吸道感染就诊,给予青霉素治疗。青霉素皮试阴性后,予静滴青霉素 480 万单位。在静滴 3 分钟后,出现头晕、寒颤、胸闷、呼吸急促,继之昏迷,大小便失禁。立即停用青霉素,给予肾上腺素、地塞米松等抢救治疗后,患者症状好转。

根据《药品不良反应报告和监测管理办法》,正确分析药品不良反应技术资料,真实、规范、完整地填写药品不良反应报告表。

要求：表述简洁规范,格式准确,字迹清晰。

提交的相关材料：药品不良反应报告表。

(2) 实施条件

表 2-26-1　青霉素不良反应监测考核试题实施条件

项目	基本实施条件	备注
场地	模拟药房,实训室或机房。	必备
设备	电脑。	必备
工具	秒表、药品不良反应/事件表,青霉素不良反应事件资料及注射用青霉素钠,题卡等。	必备
测评专家	每 2 名考生配备 1 名考评员。考评员要求具备至少 2 年以上临床药师经历或药学服务的实训指导经历。	必备

(3) 考核时量

30 分钟。

(4) 评价标准

表 2-26-2　青霉素不良反应监测考核试题评分标准

评价内容		分值	考核点及评分细则
职业素养与操作规范 20分		10	工作服穿着整洁(束紧袖口)得5分；不披发、不化妆和佩戴首饰，双手洁净，不染指甲，不留长指甲得5分。
		10	填写报表时字迹清晰，逻辑准确、表述真实、完整、规范、流畅得10分。
技能 80分	基本信息	10	按照《药品不良反应报告和管理办法》，正确判断报告类型得3分；准确规范填写患者姓名、性别、出生日期、体重得4分；准确填写有无家族药品不良反应、既往药品不良反应情况得3分。
	药品信息	30	准确规范填写怀疑药品或/和并用药品名称，商品名与通用名称不得颠倒，通用名称不得使用简称得8分；准确规范填写商品剂型，剂型与用法一致得5分；准确规范填写药品生产厂家、生产批号得6分；准确规范填写药品用法用量、用药起止时间得4分；准确规范填写用药原因得7分。
	不良反应信息	40	参照《WHO药品不良反应术语集》规范完整填写不良反应/事件名称得5分；准确规范填写不良反应发生/事件发生时间得3分；准确规范完整填写不良反应过程描述(包括症状、体征、临床检验等)得12分；准确规范完整填写不良反应过程处理情况得10分；准确填写不良反应的结果、原患疾病(使用规范的医学术语)、对原患疾病的影响得6分；准确填写不良反应的关联性评价等得4分。

2-27　麻醉药品的管理与使用考核　技能点编号：2-61、2-62

(1)任务描述

工作任务内容：回答下列麻醉药品管理与使用的相关问题。

问题：①说出特殊药品的分类，每一类列举2种代表药物。②说出麻醉药品处方与普通处方(处方颜色、处方前记、处方剂量、保存期限)的区别。③判断吗啡是否属于麻醉药品，并介绍其主要药理作用、不良反应及禁忌症。

要求：大方自然、完整准确、逻辑清晰。

提交的相关材料：识别麻醉药品及适用处方，正确介绍麻醉药品吗啡。

(2)实施条件

表 2-27-1　麻醉药品的管理与使用考核试题实施条件

项目	基本实施条件	备注
场地	药品调剂实训室。	必备
设备	秒表，特殊药品标识卡，普通及特殊处方笺、苯巴比妥、地西泮、吗啡等特殊药品。	选备
工具	秒表，特殊药品标识卡，吗啡等麻醉药品。	必备
测评专家	每名考生配备1名考评员。考评员要求具备至少2年以上临床药师经历或药学服务的实训指导经历。	必备

(3)考核时量

20分钟。

(4)评价标准

表 2-27-2　麻醉药品的管理与使用考核试题评分标准

评价内容		分值	考核点及评分细则
职业素养与操作规范 20 分		10	工作服穿着整洁(束紧袖口)得 5 分； 不披发、不化妆和佩戴首饰，双手洁净，不染指甲，不留长指甲得 5 分。
		10	回答问题时面带微笑，语言亲切，态度和蔼，逻辑准确得 10 分。
技能 80 分	麻醉药品的管理	35	特殊药品包括麻醉药品、精神药品、毒性药品、放射性药品得 10 分； 分别列举 2 种精神药品、麻醉药品、毒性药品、放射性药品名称得 15 分； 正确回答麻醉药品处方与普通处方(处方颜色、处方前记、处方剂量、保存期限)的区别得 10 分。
	麻醉药品的使用	45	正确回答吗啡的药理作用(镇痛、镇静、镇咳、抑制呼吸、镇吐、扩张脑血管等)得 10 分； 正确回答吗啡的不良反应(身体依赖性、成瘾性、耐受性、眩晕、便秘等)得 20 分； 正确回答吗啡的禁忌症(支气管哮喘、临产、颅内高压、颅脑损伤等)，得 15 分。

2-28　精神药品的管理与使用考核　技能点编号：2-61、2-63

(1)任务描述

工作任务内容：回答下列精神药品管理与使用的相关问题。

问题：对于精神药品：①识别第一类精神药品的标识。②请指出第一类精神药品处方与普通处方(处方颜色、处方前记、处方剂量、保存期限)的区别。③说出三唑仑、司可巴比妥、苯巴比妥、地西泮、艾司唑仑属于第一类精神药品还是第二类精神药品。④判断地西泮是否属于精神药品，说出其主要药理作用及不良反应。

要求：大方自然、完整准确、逻辑清晰。

提交的相关材料：识别麻醉药品及适用处方，正确介绍麻醉药品吗啡。

(2)实施条件

表 2-28-1　精神药品的管理与使用考核试题实施条件

项目	基本实施条件	备注
场地	药品调剂实训室。	必备
设备	秒表，特殊药品标识卡，秒表，特殊药品标识卡，普通及特殊处方笺、苯巴比妥、地西泮、吗啡等特殊药品。	选备
工具	秒表，特殊药品标识卡，三唑仑、司可巴比妥、苯巴比妥、地西泮、艾司唑仑等精神药品。	必备
测评专家	每名考生配备 1 名考评员。考评员要求具备至少 2 年以上临床药师经历或药学服务的实训指导经历。	必备

(3)考核时量

20分钟。

(4) 评价标准

表 2-28-2　精神药品的管理与使用考核试题评分标准

评价内容		分值	考核点及评分细则
职业素养与操作规范 20分		10	工作服穿着整洁(束紧袖口)得5分;
		10	不披发、不化妆和佩戴首饰,双手洁净,不染指甲,不留长指甲得5分。
		10	回答问题时面带微笑,语言亲切,态度和蔼,逻辑准确得10分。
技能 80分	精神药品的管理	35	识别第一类精神药品的标识得5分;
			正确说出第一类精神药品处方与普通处方(处方颜色、处方前记、处方剂量、保存期限)的区别得15分;
			正确回答三唑仑(精一)、司可巴比妥(精一)、苯巴比妥(精二)、地西泮(精二)、艾司唑仑(精二)得15分。
	精神药品的使用	45	正确回答地西泮属于苯二氮卓类镇静催眠药得10分;
			正确回答地西泮的药理作用(抗焦虑、镇静催眠、抗惊厥、抗癫痫及中枢性肌肉松弛)得20分;
			正确回答地西泮不良反应(耐受性和依赖性、呼吸及循环抑制等)得15分。

2-29　价格投诉应对考核　技能点编号:2-64、2-65

(1) 任务描述

工作任务内容:分析给定药学服务中有关价格投诉的案例,回答问题。

案例:2013年9月2日那天,老王(王大平,男,76岁,家住汇风小区,电话13487432210)去药店买药(复方氨酚烷胺片),药品的价格为7.8元。后因感冒去某医院输液,老王无意间发现该医院药品价格公示栏中公布的与其在药店购买的同种药品相比价格低2.1元,而且该药品的生产厂家、日期、生产批号、包装等完全一样。老王拿上在药店购药的凭证和该药店发放的宣传单,来到药店找到店员小陈查问原因。原来前段时间药店对外发放宣传单承诺该药店所售药品是全市最低价,老王信以为真,自打那以后只要买药老王就认准了该药店,如今他感觉自己上当受骗了。老王毫不客气地质问小陈:"不是说你们药店的药价是全市最低吗?可今天我去医院,这种药比你们药店的价格还低2.1元。你们这是商业欺诈!今天要不给我个说法,我就去投诉。"

对于此案例,请分析:

①药学服务主要投诉类型有哪些?本案例属于何种投诉类型?

②需向投诉者询问哪些信息?案例中顾客投诉的主要原因是什么?

③沟通的意义何在?作为店员应如何与顾客沟通?

④如何处理此投诉?

⑤填写药店顾客意见及投诉受理卡。

要求:大方自然、完整准确、逻辑清晰。

提交的相关材料:药店顾客意见及投诉受理卡,价格投诉解决方案。

(2)实施条件

表 2-29-1 价格投诉应对考核试题实施条件

项目	基本实施条件	备注
场地	模拟药房,药房内配置多组药品陈列货架,药房照明、通风良好。	必备
设备	温湿度计1个。	选备
工具	秒表、价格投诉案例、复方氨酚烷胺片等药品及投诉受理卡。	必备
测评专家	每名考生配备1名考评员。考评员要求具备至少2年以上从事药学服务及咨询工作经历或药学服务的实训指导经历。	必备

(3)考核时量

20分钟。

(4)评价标准

表 2-29-2 价格投诉应对考核试题评分标准

评价内容		分值	考核点及评分细则
职业素养与操作规范 20分		10	工作服穿着整洁(束紧袖口)得5分;
			不披发、不化妆和佩戴首饰,双手洁净,不染指甲,不留长指甲得5分。
		10	普通话标准,逻辑准确,肢体语言恰当得5分;
			语言亲切,态度和蔼,善于沟通得5分。
技能 80分	投诉分析	25	准确回答药学服务的主要投诉类型得6分;
			正确分析本案例投诉类型得6分;
			准确回答本案例投诉的主要原因得8分;
			准确回答本案例应向顾客询问的辅助信息:如购药时间、药品使用情况等得5分。
	投诉处理	55	正确回答药学服务中与患者沟通的意义得10分;
			本案例中应该如何与患者沟通(让顾客完整倾诉,中途不打断顾客,向顾客真诚道歉等)得10分;
			本案例中给出投诉合理解决办法得20分;
			正确填写药店顾客意见及投诉受理卡得15分。

附件：

药店顾客意见及投诉受理卡

编号： 被投诉单位：

投诉者姓名		性别		年龄		联系电话	
工作单位或家庭住址							
投诉内容：							
受理投诉人：		受理日期：				年 月 日	
处理情况	被投诉部门陈诉或核实：						
	签名：					年 月 日	
	质管科意见：			主管经理：			
	负责人签名： 年 月 日			签名：		年 月 日	
处理结果							
备注							

2-30 质量投诉应对考核 技能点编号:2-64、2-65、2-66

(1)任务描述

工作任务内容:分析给定药学服务中有关药品质量投诉的案例,回答问题。

案例:2012年11月8日那天,刘先生(刘健君,男,56岁,家住德源小区,电话13574134216)提着中药,气势汹汹地来到中药柜前,把药朝着店员小王一扔,说道:"你们怎么搞的? 同样的处方,这次吃了中药感觉药效要比上次的差,以前我吃了中药后感觉好多了,可是这次吃了你们的中药还是老样子,老毛病没有任何改善,你们看,这中药是不是放置时间太长了? 上面好像还有霉变的痕迹,或者你们卖的中药是以假乱真,以次充好,你们不给我退钱,给不出合理解释,我就不走了,看你们怎么做生意!"

对于此案例,请分析:

①药学服务主要投诉类型有哪些? 本案例属于何种投诉类型?

②需向投诉者询问哪些信息? 案例中顾客投诉的主要原因是什么?

③沟通的意义何在? 作为店员应如何与顾客沟通?

④如何处理此投诉?

⑤填写药店顾客意见及投诉受理卡。

要求:大方自然、完整准确、逻辑清晰。

提交的相关材料:药店顾客意见及投诉受理卡,质量投诉解决方案。

(2)实施条件

表 2-30-1 质量投诉应对考核试题实施条件

项目	基本实施条件	备注
场地	模拟药房,药房内配置多组药品陈列货架,药房照明、通风良好。	必备
设备	温湿度计1个。	选备
工具	秒表、药品质量投诉案例、复方氨酚烷胺片等药品及投诉受理卡。	必备
测评专家	每名考生配备1名考评员。考评员要求具备至少2年以上从事药学服务及咨询工作经历或药学服务的实训指导经历。	必备

(3)考核时量

20分钟。

(4)评价标准

表 2-30-2 质量投诉应对考核试题评分标准

评价内容		分值	考核点及评分细则
职业素养与操作规范 20分		10	工作服穿着整洁(束紧袖口)得5分; 不披发、不化妆和佩戴首饰,双手洁净,不染指甲,不留长指甲得5分。
		10	普通话标准,逻辑准确,肢体语言恰当得5分; 语言亲切,态度和蔼,善于沟通得5分。
技能 80分	投诉分析	25	准确回答药学服务的主要投诉类型得6分; 正确分析本案例投诉类型得6分; 准确回答本案例投诉的主要原因得8分; 准确回答本案例应向顾客询问的辅助信息:如购药时间、药品使用情况等得5分。

续表

评价内容		分值	考核点及评分细则
技能 80分	投诉 处理	55	正确回答药学服务中与患者沟通的意义得10分; 本案例中应该如何与患者沟通(让顾客完整倾诉,中途不打断顾客,向顾客真诚道歉等)得10分; 本案例中给出投诉合理解决办法得20分; 正确填写药店顾客意见及投诉受理卡得15分。

附件

药店顾客意见及投诉受理卡

编号:　　　　　　　　　　　　　被投诉单位:

投诉者姓名		性别		年龄		联系电话	
工作单位或家庭住址							
投诉内容:							
受理投诉人:		受理日期:				年　月　日	
处理情况	被投诉部门陈诉或核实:						
	签名:					年　月　日	
	质管科意见:				主管经理:		
	负责人签名:　　年　月　日				签名:　　年　月　日		
处理结果							
备注							

模块三 制剂生产与检验题库

3-1 痱子粉制备考核 技能点编号：1-4、3-1、3-2、3-3

（1）任务描述

工作任务内容：

【处方】薄荷脑　　0.15 g
　　　　水杨酸　　0.25 g
　　　　硼酸　　　2.1 g
　　　　升华硫　　1.0 g
　　　　氧化锌　　1.5 g
　　　　淀粉　　　2.5 g
　　　　樟脑　　　0.15 g
　　　　薄荷油　　0.15 mL
　　　　滑石粉加至　25.0 g

称取处方量的水杨酸、硼酸、升华硫、氧化锌、淀粉、滑石粉，饱和研钵内壁后分别用研钵研磨粉碎，过120目筛，得到粒度均匀的粉末。取樟脑、薄荷脑研磨共熔，加入薄荷油，再加入淀粉混匀；分次加入水杨酸、硼酸、升华硫、氧化锌，混合均匀；最后按等量递增法加入滑石粉，制得痱子粉。

要求：学生能按GMP要求和企业的操作规范，在规定时间内独立完成，并体现良好的职业精神与职业素养。

提交的相关材料：均匀细腻的痱子粉。

（2）实施条件

表 3-1-1　痱子粉制备考核试题实施条件

项目	基本实施条件	备注
场地	50平方米以上的药物制剂室。	必备
设备	百分之一电子台秤。	必备
工具	项目中相应的药品和辅料，研钵（直径12 cm以上），药筛（一至九号筛），量筒，胶头滴管，药匙，称量纸，拖把，抹布，喷壶等。	必备
测评专家	每名考生配备1名考评员。考评员要求具备至少一年以上药品生产一线工作经验，或三年以上药物制剂生产实训指导经历。	必备

（3）考核时量

45分钟。

（4）评价标准

表 3-1-2　痱子粉制备考核试题评价标准

评价内容		分值	考核点及评分细则
职业素养与操作规范 20 分		5	工作服穿着规范，双手洁净，不染指甲，不留长指甲，不披发得 5 分。
		5	爱护仪器，不浪费药品、试剂，及时记录实验数据得 5 分。
		5	实验完毕后将仪器、药品、试剂等清理复位得 5 分。
		5	清场得 5 分。
技能 80 分	称量	15	正确使用天平得 5 分；根据药物的性质分别进行称量得 10 分。
	粉碎	5	设备选择：研钵与杵棒的选择得 5 分。
		10	研钵的标准操作：从中心向外，再从外向中心研磨，研钵需要用物料饱和，粉碎操作正确得 10 分。
		5	规范收集粉碎后物料得 5 分。
	筛分	5	设备选择：药筛的规格正确者得 5 分。（120 目筛）
		10	筛分操作：正确振动得 10 分；药物溅出者扣 5 分。
		5	规范收集筛分后物料得 5 分。
	混合	5	设备选择：选择研钵，正确饱和内壁得 5 分。
		10	混合方法的选择（含有共熔成分先液化后再用固体成分吸收）得 5 分；等量递增法的操作得 5 分。
		5	规范收集混合后物料，检查均匀度得 5 分。
	结果检查	5	结果判断（粒度均一，色泽均一，无花纹色斑）得 5 分。

3-2　阿司匹林胶囊原辅料前处理考核　技能点编号：1-4、3-1、3-2、3-3

（1）任务描述

工作任务内容：

【处方】阿司匹林　　　　　　　60 g
　　　淀粉　　　　　　　　　　40 g
　　　滑石粉　　　　　　　　　120 g
　　　苏丹红　　　　　　　　　0.2 g

称取处方量的阿司匹林、淀粉、滑石粉和苏丹红，将阿司匹林、淀粉和滑石粉分别使用 F120 粉碎机粉碎，过 100 目筛，得到粒度均匀的粉末。将苏丹红与淀粉使用打底套色法在研钵中混合均匀，过 100 目筛。最后将阿司匹林、滑石粉和混合苏丹红的淀粉使用 V 型混合机混合，制得阿司匹林胶囊填充物。

要求：学生能按 GMP 要求和企业的操作规范，在规定的时间内独立完成，并体现良好的职业精神与职业素养。

提交的相关材料：合格的阿司匹林胶囊填充物。

（2）实施条件

表 3-2-1　阿司匹林胶囊原辅料前处理考核试题实施条件

项目	基本实施条件	备注
场地	50 平方米以上的药物制剂室。	必备
设备	F120 粉碎机，V 型混合机，百分之一电子台秤。	必备
工具	项目中相应的药品和辅料，研钵（直径 12 cm 以上），药筛（一至九号筛），量筒，胶头滴管，药匙，称量纸，拖把，抹布，喷壶等。	必备
测评专家	每名考生配备 1 名考评员。考评员要求具备至少一年以上药品生产一线工作经验，或三年以上药物制剂生产实训指导经历。	必备

(3) 考核时量

40 分钟。

(4) 评价标准

表 3-2-2　阿司匹林胶囊原辅料前处理考核试题评价标准

评价内容		分值	考核点及评分细则
职业素养与操作规范 20 分		5	工作服穿着规范，双手洁净，不染指甲，不留长指甲，不披发得 5 分。
		5	爱护仪器，不浪费药品、试剂，及时记录实验数据得 5 分。
		5	实验完毕后将设备、药品和工具等清理复位得 5 分。
		5	规范清场并清理干净得 5 分。
技能 80 分	称量	15	正确使用天平得 5 分；根据药物的性质分别进行称量得 10 分。
	粉碎	5	正确调试 F120 型粉碎机得 5 分。
		5	按操作规程进行粉碎操作得 5 分。
		5	按正确步骤将粉碎后物料进行收集得 5 分。
		5	在规定时间内完成任务得 5 分。
	筛分	5	设备选择：药筛的规格正确者得 5 分。（100 目筛）
		10	筛分操作：正确振动得 10 分；药物溅出者扣 5 分。
		5	规范收集筛分后物料得 5 分。
	混合	10	设备选择：选择 V 型混合机，研钵正确饱和内壁得 5 分。
		5	混合方法的选择：等量递增法的操作得 5 分。
		5	规范收集混合后物料，检查均匀度得 5 分。
	结果检查	5	结果判断（粒度均一，色泽均一，无花纹色斑）得 5 分。

3-3　全自动胶囊填充机指认考核　技能点编号：3-4

(1) 任务描述

工作任务内容：确认全自动胶囊填充机的零部件，打开其四扇门，分别指出送囊机构、送粉机构、回转盘各部件的位置，逐个、清晰的讲解并记录其名称。再对生产操作前准备，包括安全和各设备状态进行检查，分别检查设备状态标识、电气线路、填充物料和各附属设备的异常情况并记录。

要求：学生能按 GMP 要求和企业的操作规范，在规定时间内独立完成，并体现良好的职业精神与职业素养。

提交的相关材料：全自动胶囊填充机基本部件指认记录。

(2) 实施条件

表 3-3-1 全自动胶囊填充机指认考核试题实施条件

项目	基本实施条件	备注
场地	20平方米以上的胶囊填充室。	必备
设备	全自动胶囊填充机、吸尘器、百分之一电子台秤、温湿度表。	必备
工具	药匙、称量纸、拖把、抹布、喷壶等。	必备
测评专家	每名考生配备1名考评员。考评员要求具备至少一年以上药品生产一线工作经验,或三年以上药物制剂生产实训指导经历。	必备

(3) 考核时量

40 分钟。

(4) 评价标准

表 3-3-2 全自动胶囊填充机指认考核试题评价标准

评价内容		分值	考核点及评分细则
职业素养与操作规范 20分		5	工作服穿着规范,双手洁净,不染指甲,不留长指甲,不披发得5分。
		5	工作态度认真,保持纪律得5分。
		5	实验完毕后将工具等清理复位得5分。
		5	规范清场并清理干净得5分。
技能 80分	生产前检查	5	查看并记录温湿度得5分。
		5	查看已清洁、设备完好状态标识得5分。
		5	查看各设备部件完好,确认台面无多余物件得5分。
		5	查看填充物料和空心胶囊无异物得5分。
	全自动胶囊填充机的指认	8	指出送囊机构位置及名称得8分。
		8	指出送粉机构位置及名称得8分。
		8	指出填充杆位置及编号顺序得8分。
		8	指出计量盘位置及名称得8分。
		7	指出胶囊分离工位位置及名称得7分。
		7	指出填充工位位置及名称得7分。
		7	指出剔废工位位置及名称得7分。
		7	指出锁口工位位置及名称得7分。

3-4 胶囊剂装量差异检查考核 技能点编号:1-4、3-5

(1) 任务描述

工作任务内容:取待检胶囊10粒,按《中国药典》(2010版)附录中胶囊剂装量差异检查方法进行测定,正确判断检查结果是否符合规定,最后规范清场。

要求:学生能按GMP要求和企业的操作规范,在规定时间内独立完成,并体现良好的职业精神与职业素养。

提交的相关材料:胶囊剂装量差异检查数据和判断结果。

(2)实施条件

表 3-4-1　胶囊剂装量差异检查考核试题实施条件

项目	基本实施条件	备注
场地	20平方米以上的药物质检室。	必备
设备	千分之一电子台秤2台。	必备
工具	待检胶囊、称量纸、刷子、拖把、抹布、喷壶等。	必备
测评专家	每名考生配备1名考评员。考评员要求具备至少一年以上药品生产一线工作经验,或三年以上药物制剂生产实训指导经历。	必备

(3)考核时量

40分钟。

(4)评价标准

表 3-4-2　胶囊剂装量差异检查考核试题评价标准

评价内容		分值	考核点及评分细则
职业素养与操作规范 20分		5	工作服穿着规范,双手洁净,不染指甲,不留长指甲,不披发得5分。
		5	工作态度认真,遵守纪律得5分。
		5	实验完毕后将工具等清理复位得5分。
		5	规范清场并清理干净得5分。
技能 80分	胶囊剂装量差异检查	5	硬胶囊剂的取样正确:取硬胶囊10粒,得5分。
		5	天平的调零处理正确得5分。
		30	称量过程符合规范:先分别称量10粒重量并编号得10分; 再倾其内容物,使用刷子将胶囊壳刷干净得10分; 最后分别称量已编号囊壳重量得10分。
		10	称量操作符合规范得10分。
		20	结果判断:每粒装量＝每粒重量－每粒囊壳重量,求其平均装量计算正确得5分; (每粒装量－平均装量)/平均装量×100%计算正确得5分; 判断是否符合重量差异,结果判断正确得10分(结果与胶囊剂的平均装量差异限度表比较,超出差异限度的不得多于2片,并不得有1片超出限度1倍)。
		10	在规定时间内完成任务得10分。

3-5　碳酸氢钠颗粒剂制粒考核　技能点编号:1-4、3-6、3-7、3-8

(1)任务描述

工作任务内容:生产前查看温湿度表并记录,检查所需使用的仪器设备是否清洁,熟悉颗粒剂制备制粒前的处理步骤。准确称取规定量的软材用摇摆式制粒机(YK-60)制粒,常压干燥箱干燥,振荡筛整粒,收集合格颗粒后清场。

要求:学生能按GMP要求和企业的操作规范,在规定时间内独立完成,并体现良好的职业精神与职业素养。

提交的相关材料:合格的碳酸氢钠颗粒。

(2)实施条件

表 3-5-1 碳酸氢钠颗粒剂制粒考核试题实施条件

项目	基本实施条件	备注
场地	50平方米以上的药物制剂室。	必备
设备	摇摆式制粒机(YK-60),振荡筛,常压干燥箱,电子天平(千分之一),电子台秤(百分之一),吸尘器,温湿度表。	必备
工具	项目相应的药品和辅料,不锈钢桶,不锈钢簸箕,不锈钢铲,药筛(10目、24目、65目、80目、100目),量筒,内六角扳手,药匙,称量纸,烧杯,刷子,润滑油枪,拖把,抹布,塑料桶,喷壶等。	必备
测评专家	每名考生配备1名考评员。考评员要求具备至少一年以上药品生产一线工作经验,或三年以上药物制剂生产实训指导经历。	必备

(3)考核时量

40分钟。

(4)评价标准

表 3-5-2 碳酸氢钠颗粒剂制粒考核试题评价标准

评价内容		分值	考核点及评分细则
职业素养与操作规范 20分		5	工作服穿着规范,双手洁净,不染指甲,不留长指甲,不披发得5分。
		5	工作态度认真,遵守纪律得5分。
		5	实验完毕后将工具等清理复位得5分。
		5	规范清场并清理干净得5分。
技能 80分	生产前检查	10	温度检查得5分; 湿度检查得5分。
		5	设备、仪器等清洁得5分。
	称量	10	药品的称量:用称量纸称量得2分; 去皮操作得2分; 称取结束使天平复位得2分; 取药时注意手握瓶标签得2分; 多余药品妥善处理得2分。
	制备颗粒	15	摇摆式颗粒机试运转及调试过程符合SOP要求得5分; 摇摆式颗粒机正确使用与制粒得5分; 使用结束,规范清理摇摆式颗粒机得5分。
		10	干燥温度控制得4分; 干燥时间控制得4分; 颗粒干燥过程中的翻动得2分。
		10	整粒时药筛选用正确得5分; 整粒过程符合规范得3分; 规范收集整粒后物料得2分。
		10	颗粒干燥、粒度均匀得10分。
		10	在规定时间内完成任务得10分。

3-6 颗粒剂粒度检查考核 技能点编号:1-4、3-9

(1)任务描述

工作任务内容:取市售或自制颗粒剂,按《中国药典》(2010版)附录中颗粒剂粒度检查标准进行颗粒剂粒度检查,判断检查结果是否符合规定,最后规范清场。

要求：学生能按 GMP 要求和企业的操作规范，在规定时间内独立完成，并体现良好的职业精神与职业素养。

提交的相关材料：颗粒剂粒度检查数据和判断结果。

(2) 实施条件

表 3-6-1 颗粒剂粒度检查考核试题实施条件

项目	基本实施条件	备注
场地	20 平方米以上的药物制剂室。	必备
设备	振荡筛,电子天平(千分之一),电子台秤(百分之一),吸尘器,温湿度表。	必备
工具	待检颗粒,药筛(10 目、24 目、65 目、80 目、100 目),药匙,称量纸,烧杯,刷子,拖把,抹布,塑料桶,喷壶等。	必备
测评专家	每名考生配备 1 名考评员。考评员要求具备至少一年以上药品生产一线工作经验,或三年以上药物制剂生产实训指导经历。	必备

(3) 考核时量

40 分钟。

(4) 评价标准

表 3-6-2 颗粒剂粒度检查考核试题评价标准

评价内容	分值	考核点及评分细则
职业素养与操作规范 20 分	5	工作服穿着规范,双手洁净,不染指甲,不留长指甲,不披发得 5 分。
	5	工作态度认真,遵守纪律得 5 分。
	5	实验完毕后将工具等清理复位得 5 分。
	5	规范清场并清理干净得 5 分。
技能 80 分 检测前准备	5	温、湿度检查得 5 分。
	5	称量设备的选用和检查正确得 5 分。
	5	筛网的选用和检查正确得 5 分。
	5	使用器具进行清洁得 5 分。
颗粒剂粒度检查	5	可溶性颗粒的取样正确:取单剂量的 5 袋或多剂量的 1 袋得 5 分。
	10	筛网的筛分顺序符合规范:先过一号筛得 5 分;再过五号筛得 5 分。
	10	筛分过程符合规范:正确振动(水平过筛、左右往返)得 10 分;药物溅出者扣 5 分。
	5	规范收集筛分后物料:收集未通过一号筛和通过五号筛的颗粒(粉末)得 5 分。
	10	称量操作符合规范:天平的调零和称量正确得 10 分。
	10	结果判断:未通过一号筛和通过五号筛的颗粒(粉末)之和/总颗粒×100% 得 5 分;判断是否符合粒度标准(未通过一号筛和通过五号筛的颗粒(粉末)之和不能超过 15% 即为合格)得 5 分。
	10	在规定时间内完成任务得 10 分。

3-7 颗粒剂配料称量记录填写考核 技能点编号:3-10

(1) 任务描述

工作任务内容：按照 GMP 要求和颗粒剂生产指令,填写配料称量记录,最后规范清场。

配料称量记录

年　月　日

品名	碳酸氢钠颗粒		规格		批号	
指令单号			批量		包	
设备名称			设备编号			
操作开始		时　分	操作结束		时　分	
操作指令			操作参数			
1. 生产指令;清场合格证;设备完好状态标示;包装容器、物料合格证齐全方可操作			齐全 □　不齐全 □			
2. 核对待加工物料的品名、规格、批号、数量与物料标示卡是否一致			是 □　不是 □			
3. 根据工艺要求称定各种物料。配料称量实行两人复核制度。			物料名称	批号及生产指令单	数量	
			碳酸氢钠			
			蔗糖粉			
			糊精			
			50%乙醇			
4. 清场:执行《清场 SOP》			合格 □　不合格 □			
5. 质监员对整个操作过程进行监控			合格 □　不合格 □			
备注:取处方量的粉碎后的碳酸氢钠　kg 加入等量的各种辅料在研钵内混合均匀,得　kg 混合物,再取与混合物等量辅料　kg,在研钵内混合均匀,依次等量递加混合均匀。						
操作人		复核人		质监员		

要求:学生能按 GMP 要求和企业的操作规范,在规定时间内独立完成,并体现良好的职业精神与职业素养。

提交的相关材料:填写的配料称量记录表格。

(2)实施条件

表 3-7-1　颗粒剂配料称量记录填写考核试题实施条件

项目	基本实施条件	备注
场地	20 平方米以上的药物制剂室。	必备
设备	电子天平(千分之一),电子台秤(百分之一),吸尘器,温湿度表。	必备
工具	生产记录表格,水性笔,拖把,抹布,塑料桶,喷壶等。	必备
测评专家	每名考生配备 1 名考评员。考评员要求具备至少一年以上药品生产一线工作经验,或三年以上药物制剂生产实训指导经历	必备

(3)考核时量

40分钟。

(4)评价标准

表 3-7-2　颗粒剂配料称量记录填写考核试题评价标准

评价内容		分值	考核点及评分细则
职业素养与操作规范 20分		5	工作服穿着规范,双手洁净,不染指甲,不留长指甲,不披发得5分。
		5	工作态度认真,遵守纪律得5分。
		5	填写完毕后将工具等清理复位得5分。
		5	规范清场并清理干净得5分。
技能 80分	填写前检查	5	检查清场环境得5分。
		5	检查温、湿度得5分。
	填写配料称量记录	15	检查设备状态得5分; 根据生产指令核对品名、规格、批号、数量各得2.5分。
		10	准确称量得5分; 双人复核得5分。
		15	操作记录的各项数据齐全,有效数字保留正确得8分; 有操作人和复核人的签名得7分。
		10	各物料和器具清场得5分,清场记录填写正确得5分。
		10	字迹工整清晰无错别字得5分,修改处正确得5分。
		10	日期写法正确得5分,空白处填写正确得5分。

3-8　空白片制备考核　技能点编号:3-11、3-12

(1)任务描述

工作任务内容:熟练拆装、操作旋转式压片机。生产前先检查温湿度表和机器润滑情况,然后消毒上、下冲,安装一组冲模并调试,然后用给定空白颗粒压制片剂,压制出一定数量和片重的药片后,清场,并拆卸一组冲模。

要求:学生能按GMP要求和企业的操作规范,在规定时间内独立完成,并体现良好的职业精神与职业素养。

提交的相关材料:空白片。

(2)实施条件

表 3-8-1　空白片制备考核试题实施条件

项目	基本实施条件	备注
场地	50平方米以上的药物制剂室。	必备
设备	旋转压片机(ZP35B),9 mm冲模及配件,百分之一电子台秤2台,温湿度表。	必备
工具	空白颗粒,不锈钢桶,拖把,抹布,喷壶,不锈钢簸箕等。	必备
测评专家	每名考生配备1名考评员。考评员要求具备至少一年以上药品生产一线工作经验,或三年以上药物制剂生产实训指导经历。	必备

(3)考核时量

50分钟。

(4)评价标准

表3-8-2 空白片制备考核试题评价标准

评价内容		分值	考核点及评分细则
职业素养与操作规范 20分		5	工作服穿着规范,双手洁净,不染指甲,不留长指甲,不披发得5分。
		5	工作态度认真,遵守纪律得5分。
		5	实验完毕后将工具等清理复位得5分。
		5	清场得5分。
技能 80分	模具安装	10	温、湿度检查、润滑得10分。
		10	上、下冲消毒各得5分,共计10分。
		20	安装(1副):零部件安装顺序合理,动作规范,安装上冲得10分;装下冲得10分。
		10	调试:手动运转正常及调试合格得10分。
	制备片剂	10	加料:加料斗的安装得5分;加料得5分。
		10	调压与片重:压片生产过程符合规范得5分;压制出一定数量和片重的药片得5分。
		10	拆卸上、下冲:零部件拆卸顺序合理,动作规范,拆卸上冲得5分;拆卸下冲得5分。

3-9 片剂脆碎度检查考核 技能点编号:1-4、3-13

(1)任务描述

工作任务内容:取待检片剂6.5g或10片,按《中国药典》(2010年版)附录中片剂脆碎度检测方法,精密称量,置脆碎度仪测定,正确判断检查结果是否符合规定。

要求:学生能按GMP要求和企业的操作规范,在规定时间内独立完成,并体现良好的职业精神与职业素养。

提交的相关材料:片剂脆碎度检查数据和判断结果。

(2)实施条件

表3-9-1 片剂脆碎度检查考核试题实施条件

项目	基本实施条件	备注
场地	50平方米以上的药物制剂室。	必备
设备	脆碎度检测仪2台,千分之一电子天平2台,温湿度表。	必备
工具	待检片剂,电吹风,药匙,称量纸,烧杯,抹布,刷子,拖把等。	必备
测评专家	每名考生配备1名考评员。考评员要求具备至少一年以上药品生产一线工作经验,或三年以上药物制剂生产实训指导经历。	必备

(3)考核时量

45分钟。

(4)评价标准

表 3-9-2　片剂脆碎度检查考核试题评价标准

评价内容		分值	考核点及评分细则
职业素养与操作规范 20分		5	工作服穿着规范，双手洁净，不染指甲，不留长指甲，不披发得5分。
		5	工作态度认真，遵守纪律得5分。
		5	实验完毕后将工具等清理复位得5分。
		5	规范清场并清理干净得5分。
技能 80分	片剂脆碎度检查	5	脆碎度检测仪时间设定正确得5分。
		5	天平的选用和检查正确得5分。
		10	普通片的取样正确：片重 0.65 g 或以下者取若干片，使其重量约为 6.5 g；片重大于 0.65 g 取 10 片得 10 分。
		10	天平的调零处理正确得4分，加称量纸得6分。
		10	称量过程符合规范：先用电吹风吹去脱落的粉末，称其总重得5分；检测结束后，同法称其总重得5分。
		10	脆碎度检测仪使用符合规范：将片剂放入仪器圆筒内，转动 100 圈后取出得 10 分。
		20	结果判断：(检测前总重－检测后总重)/检测前总重×100%，计算正确得10分；判断是否符合片剂脆碎度检测：减失不得超过 1%，且不得检出断裂、龟裂及粉碎的片得10分。
		10	在规定时间内完成任务得10分。

3-10　片剂崩解时限检查考核　技能点编号：1-4、3-14

(1)任务描述

工作任务内容：取待检片剂 6 片，按《中国药典》(2010 年版)附录中片剂崩解时限检测方法，置规定的崩解时限仪中测定，正确判断检查结果是否符合规定。

要求：学生能按 GMP 要求和企业的操作规范，在规定时间内独立完成，并体现良好的职业精神与职业素养。

提交的相关材料：片剂崩解时限检查数据和判断结果。

(2)实施条件

表 3-10-1　片剂崩解时限检查考核试题实施条件

项目	基本实施条件	备注
场地	50 平方米以上的药物制剂室。	必备
设备	崩解时限检测仪 2 台，千分之一电子天平 2 台，温湿度表。	必备
工具	待检片剂，电吹风，药匙，称量纸，烧杯，抹布，刷子，拖把等。	必备
测评专家	每名考生配备 1 名考评员。考评员要求具备至少一年以上药品生产一线工作经验，或三年以上药物制剂生产实训指导经历。	必备

(3)考核时量

45 分钟。

(4)评价标准

表 3-10-2　片剂崩解时限检查考核试题评价标准

评价内容	分值	考核点及评分细则
职业素养与操作规范 20 分	5	工作服穿着规范，双手洁净，不染指甲，不留长指甲，不披发得 5 分。
	5	工作态度认真，遵守纪律得 5 分。
	5	实验完毕后将工具等清理复位得 5 分。
	5	规范清场并清理干净得 5 分。
技能 80 分 片剂崩解时限检查	10	崩解时限测定仪温度设定正确[(37±1)℃]得 10 分。
	10	崩解时限测定仪时间设定正确(15 min)得 10 分。
	10	崩解时限测定仪吊篮高度设定正确：调节吊篮位置使其下降时筛网距烧杯底部 25 mm 得 10 分。
	20	上升时筛网在水面下 15 mm 处得 10 分。
		普通片取样正确得 10 分。
		烧杯中选用溶液(水)正确得 5 分。
		正确启动崩解时限测定仪得 5 分。
	30	正确判定结果(15 min 内全部崩解即为此片剂崩解时限符合药典规定)得 10 分。
		在规定时间内完成任务得 10 分。

3-11　六味地黄丸制备考核　技能点编号：1-4、3-7、3-15、3-16

(1)任务描述

工作任务内容：

【处方】熟地黄　　　　　16 g

　　　　山药　　　　　　8 g

　　　　山茱萸(制)　　　8 g

　　　　茯苓　　　　　　6 g

　　　　牡丹皮　　　　　6 g

　　　　泽泻　　　　　　6 g

　　　　蜂蜜适量

称取处方量的已经粉碎过筛的药物粉末，混合均匀；加炼制成嫩蜜程度的蜂蜜适量制软材；正确开启全自动制丸机，调试后制丸；正确收集丸剂并干燥，最后规范清场。

要求：学生能按 GMP 要求和企业的操作规范，在规定时间内独立完成，并体现良好的职业精神与职业素养。

提交的相关材料：六味地黄丸。

(2)实施条件

表 3-11-1　六味地黄丸制备考核试题实施条件

项目	基本实施条件	备注
场地	50 平方米以上的药物制剂室。	必备
设备	全自动制丸机，百分之一电子台秤，电子万用炉，吸尘器，温湿度表。	必备
工具	项目相应的药品和辅料，药匙，称量纸，烧杯，量筒，研钵，玻棒，不锈钢方盘，不锈钢簸箕，润滑油枪，拖把，抹布，喷壶等。	必备
测评专家	每名考生配备 1 名考评员。考评员要求具备至少一年以上药品生产一线工作经验，或三年以上药物制剂生产实训指导经历。	必备

(3)考核时量

45分钟。

(4)评价标准

表3-11-2 六味地黄丸制备考核试题评价标准

评价内容		分值	考核点及评分细则
职业素养与操作规范 20分		5	工作服穿着规范,双手洁净,不染指甲,不留长指甲,不披发得5分。
		5	工作态度认真,遵守纪律得5分。
		5	实验完毕后将工具等清理复位得5分。
		5	规范清场并清理干净得5分。
技能 80分	生产前检查	10	温度、湿度检查得5分;
			设备、仪器等检查与清洁得5分。
	称量	15	正确使用天平得5分;
			根据药物的性质分别进行称量得10分。
	塑制法制丸	10	正确炼制蜂蜜得5分;
			正确判断蜂蜜炼制程度得5分。
		10	制软材:蜂蜜的正确加入得5分,软材点的正确判断5分。
		25	正确调试全自动制丸机并操作得10分;
			试调完成后正式制丸得7分;
			正确收集并干燥得8分。
		10	在规定时间内完成任务得5分;
			制得丸剂大小一致、外观完整光洁,色泽均匀得5分。

3-12 水杨酸滴丸制备考核　　技能点编号:1-4、3-17、3-18

(1)任务描述

工作任务内容:

【处方】水杨酸　　　　　　　　2 g

　　　　聚乙二醇400　　　　　 3.4 g

　　　　聚乙二醇6 000　　　　 4.6 g

生产前查看温湿度表并记录,检查所需使用的仪器设备是否清洁。称取处方量的药物和基质,采用合适方法混合均匀;正确开启滴丸机,进行滴丸的滴制,洗丸,最后规范清场。

要求:学生能按GMP要求和企业的操作规范,在规定时间内独立完成,并体现良好的职业精神与职业素养。

提交的相关材料:水杨酸滴丸。

(2)实施条件

表3-12-1 水杨酸滴丸制备考核试题实施条件

项目	基本实施条件	备注
场地	50平方米以上的药物制剂室。	必备
设备	单滴头滴丸机(DWJ-2000型),电子台秤(百分之一),水浴锅,吸尘器,温湿度表。	必备

续表

项目	基本实施条件	备注
工具	项目相应的药品和辅料,烧杯,量筒,研钵,不锈钢方盘,不锈钢簸箕,润滑油枪,拖把,抹布,喷壶等。	必备
测评专家	每名考生配备1名考评员。考评员要求具备至少一年以上药品生产一线工作经验,或三年以上药物制剂生产实训指导经历。	必备

(3)考核时量

45分钟。

(4)评价标准

表3-12-2 水杨酸滴丸制备考核试题评价标准

评价内容		分值	考核点及评分细则
职业素养与操作规范20分		5	工作服穿着规范,双手洁净,不染指甲,不留长指甲,不披发得5分。
		5	工作态度认真,遵守纪律得5分。
		5	实验完毕后将工具等清理复位得5分。
		5	规范清场并清理干净得5分。
技能80分	生产前检查	10	温度、湿度检查得5分; 设备、仪器等检查与清洁得5分。
	药液制备	5	正确使用天平并准确称取处方药物得5分。
		10	水浴锅正确加水、设定温度并预热得10分。
		20	基质处理:加热搅拌溶解得5分; 药物分批次加入得5分; 药物与基质混合均匀得5分; 药液的正确保温得5分。
	滴丸的滴制	5	正确调试滴丸机并设定参数得5分。
		5	正确选取冷凝液并灌注得5分。
		5	待药液温度达到设定温度时开始滴得5分。
		10	生产一定数量的滴丸并正确收集得10分。
		5	洗丸:用滤纸吸干药丸得5分。
		5	滴丸大小一致、外观完整光洁,色泽均匀得5分。

3-13 甘油栓制备考核 技能点编号:1-4、3-17、3-19

(1)任务描述

工作任务内容:

【处方】甘油　　　　　　　32 g
　　　　硬脂酸　　　　　　3.2 g
　　　　干燥碳酸钠　　　　0.8 g
　　　　蒸馏水　　　　　　4.0 g
　　　　制成肛门栓　　　　12粒

称取处方量干燥碳酸钠与蒸馏水置蒸发皿中,搅拌溶解,加甘油混合,后置水浴上加热,加热同时缓缓加入硬脂酸细粉并随加随搅拌,待泡沸停止,直至溶液澄明。在提供的栓模上擦上润滑剂,将配制好的甘油栓溶液趁热灌入栓模中,速度稍快,防止产生气泡。冷却凝固后削去模口多余的部分,脱模即得。

要求:学生能按GMP要求和企业的操作规范,在规定时间内独立完成,并体现良好的职业精神与职业素养。

提交的相关材料:甘油栓。

(2)实施条件

表 3-13-1 甘油栓制备考核试题实施条件

项目	基本实施条件	备注
场地	50平方米以上的药物制剂室。	必备
设备	阴道栓模,肛门栓模,恒温水浴锅,电子天平(百分之一)。	必备
工具	项目相应的药品和辅料,烧杯,蒸发皿,药匙,玻璃棒,纱布,镊子,刀片,润滑剂,拖把,抹布,喷壶,簸箕等。	必备
测评专家	每名考生配备1名考评员。考评员要求具备至少一年以上药品生产一线工作经验,或三年以上药物制剂生产实训指导经历。	必备

(3)考核时量

45分钟。

(4)评价标准

表 3-13-2 甘油栓制备考核试题评价标准

评价内容		分值	考核点及评分细则
职业素养与操作规范 20分		5	工作服穿着规范,双手洁净,不染指甲,不留长指甲,不披发得5分。
		5	爱护仪器,不浪费药品、试剂,及时记录实验数据得5分。
		5	实验完毕后将仪器、药品、试剂等清理复位得5分。
		5	清场得5分。
技能 80分	制备前操作	5	称、量前后台面清洁得5分。
		10	正确使用天平得5分; 准确称量各药品并妥善处理多余药品得5分。
	药液制备	5	硬脂酸的粉碎得5分。
		5	碳酸钠的正确溶解得5分。
		10	甘油的加入顺序(待碳酸钠完全溶解后加入甘油混合)得5分; 甘油加入后置水浴100℃加热得5分。
		5	缓慢加入硬脂酸细粉,并边加边搅拌得5分。
		5	水浴中保温,直至溶液澄明得5分。
	注模	5	正确选用栓模润滑剂并涂抹得5分。
		10	趁热将药液灌装入栓模得10分。
		5	灌装至药液稍稍溢出栓模得5分。
		10	待栓模和栓孔栓剂冷却,用刀片刮去多余部分得10分。
		5	从栓模中正确取出栓剂且栓剂内无气泡,透明得5分;如有气泡,一颗扣1分,扣完为止。

3-14 甘油明胶空白栓制备考核 技能点编号:1-4、3-17、3-19

(1)任务描述

工作任务内容:

【处方】甘油　　　　　　　　　10 g
　　　　明胶　　　　　　　　　3 g
　　　　蒸馏水　　　　　　　　10 mL
　　　　共制　　　　　　　　　15 g

称取处方量的明胶,置称重的蒸发皿中(连同使用的玻璃棒一起称重)加入约 10 mL 的蒸馏水浸泡 10 分钟,使明胶溶胀,于水浴上加热得明胶溶液。再加入处方量的甘油,搅拌均匀,继续加热搅拌,使水分蒸发至处方量为止。将配制好的溶液注入涂了润滑剂的栓模中(稍为溢出模口),冷后削平,脱模取出即得。

要求:学生能按 GMP 要求和企业的操作规范,在规定时间内独立完成,并体现良好的职业精神与职业素养。

提交的相关材料:甘油明胶空白栓。

(2)实施条件

表 3-14-1　甘油明胶空白栓制备考核试题实施条件

项目	基本实施条件	备注
场地	50 平方米以上的药物制剂室。	必备
设备	阴道栓模,肛门栓模,恒温水浴锅,电子天平(百分之一)。	必备
工具	项目相应的药品和辅料,烧杯,蒸发皿,药匙,玻璃棒,纱布,镊子,刀片,润滑剂,拖把,抹布,喷壶,簸箕等。	必备
测评专家	每名考生配备 1 名考评员。考评员要求具备至少一年以上药品生产一线工作经验,或三年以上药物制剂生产实训指导经历。	必备

(3)考核时量

45 分钟。

(4)评价标准

表 3-14-2　甘油明胶空白栓制备考核试题评价标准

评价内容		分值	考核点及评分细则
职业素养与操作规范 20 分		5	工作服穿着规范,双手洁净,不染指甲,不留长指甲,不披发得 5 分。
		5	爱护仪器,不浪费药品、试剂,及时记录实验数据得 5 分。
		5	实验完毕后将仪器、药品、试剂等清理复位得 5 分。
		5	清场得 5 分。
技能 80 分	制备前操作	5	称、量前后台面清洁得 5 分。
		10	正确使用天平得 5 分;准确称量各药品并妥善处理多余药品得 5 分。
	药液制备	10	明胶的正确浸泡溶胀得 10 分。
		5	甘油的加入顺序(待明胶溶解后加入甘油混合)得 5 分。
		10	甘油加入后置水浴 100 ℃加热得 5 分;并边加边搅拌,控制水分蒸发至处方量得 5 分。
		5	水浴中保温,直至溶液澄明得 5 分。
		5	正确选用栓模润滑剂并涂抹得 5 分。

续表

评价内容		分值	考核点及评分细则
技能80分	注模	10	趁热将药液灌装入栓模得10分。
		5	灌装至药液稍稍溢出栓模得5分。
		10	待栓模和栓孔栓剂冷却、用刀片刮去多余部分得10分。
		5	从栓模中正确取出栓剂且栓剂内无气泡,透明得5分。如有气泡,一颗扣1分,扣完为止。

3-15　O/W型乳剂型基质制备考核　技能点编号:1-4、3-20

(1)任务描述

工作任务内容:

【处方】硬脂酸　　　　　　　　4 g

　　　　凡士林　　　　　　　　2.5 g

　　　　单硬脂酸甘油酯　　　　2 g

　　　　甘油　　　　　　　　　2 g

　　　　吐温80　　　　　　　　1 g

　　　　山梨酸　　　　　　　　0.25 g

　　　　纯化水适量

　　　　共制　　　　　　　　　25 g

称取硬脂酸、凡士林、单硬脂酸甘油酯加热至80 ℃,熔化为油相,另取甘油、吐温80、山梨酸、纯化水适量加热至80 ℃,溶解为水相。然后将水相缓缓加入到已热至同温度的油相中,随加随向一个方向搅拌,至乳化凝结即得到乳剂型基质。

要求:学生能按GMP要求和企业的操作规范,在规定时间内独立完成,并体现良好的职业精神与职业素养。

提交的相关材料:O/W型乳剂型基质。

(2)实施条件

表3-15-1　O/W型乳剂型基质制备考核试题实施条件

项目	基本实施条件	备注
场地	50平方米以上的药物制剂室。	必备
设备	电子天平(百分之一)、水浴锅。	必备
工具	项目相应的药品和辅料,烧杯、量筒、玻璃棒、玻璃瓶、称量纸、温度计(0~100 ℃)、药匙、研钵、药筛(一到九号筛)、拖把、抹布、毛刷等。	必备
测评专家	每名考生配备1名考评员。考评员要求具备至少一年以上药品生产一线工作经验,或三年以上药物制剂生产实训指导经历。	必备

(3)考核时量

45分钟。

(4)评价标准

表 3-15-2　O/W 型乳剂型基质制备考核试题评价标准

评价内容	分值	考核点及评分细则
职业素养与操作规范 20 分	5	工作服穿着规范,双手洁净,不染指甲,不留长指甲,不披发得 5 分。
	5	爱护仪器,不浪费药品、试剂,及时记录实验数据得 5 分。
	5	实验完毕后将仪器、药品、试剂等清理复位得 5 分。
	5	清场得 5 分。
技能 80 分		制备前操作
	10	设备选择正确得 5 分; 清洁处理得 5 分。
	10	正确使用天平得 6 分; 取药时注意手握瓶标签得 2 分; 多余药品妥善处理得 2 分。
		制备操作
	10	水浴锅的使用:加水得 5 分; 温度设定正确得 5 分。
	10	药物加入方法:正确得 10 分。
	10	水相制备:处方水相的选择得 5 分; 混合得 5 分。
	10	油相制备:处方油相的选择得 5 分; 混合得 5 分。
	10	乳化操作:温度的控制得 5 分; 搅拌方向一致得 5 分。
	10	结果判断(均匀细腻)5 分; 在规定时间内完成任务得 5 分。

3-16　复方锌糊制备考核　技能点编号:1-4、3-21、3-22

(1)任务描述

工作任务内容:

【处方】氧化锌　　　　　5 g

　　　　淀粉　　　　　　5 g

　　　　凡士林　　　　　10 g

称取凡士林加热熔化,加入过 100 目筛的氧化锌,混合均匀,再将淀粉过 100 目筛,待温度冷却至 500 ℃以下加入,搅拌至冷凝,必要时研磨,得到极细腻且均匀的软膏。

要求:学生能按 GMP 要求和企业的操作规范,在规定时间内独立完成,并体现良好的职业精神与职业素养。

提交的相关材料:复方锌糊。

(2)实施条件

表 3-16-1　复方锌糊制备考核试题实施条件

项目	基本实施条件	备注
场地	50 平方米以上的药物制剂室。	必备
设备	电子天平(百分之一),水浴锅。	必备
工具	项目相应的药品和辅料,烧杯,量筒,玻璃棒,玻璃瓶,称量纸,温度计(0~100 ℃),药匙,研钵,药筛(一到九号筛),拖把,抹布,毛刷等。	必备
测评专家	每名考生配备 1 名考评员。考评员要求具备至少一年以上药品生产一线工作经验,或三年以上药物制剂生产实训指导经历。	必备

(3)考核时量

45 分钟。

(4)评价标准

表 3-16-2　复方锌糊制备考核试题评价标准

评价内容		分值	考核点及评分细则
职业素养与操作规范 20 分		5	工作服穿着规范,双手洁净,不染指甲,不留长指甲,不披得发 5 分。
		5	爱护仪器,不浪费药品、试剂,及时记录实验数据得 5 分。
		5	实验完毕后将仪器、药品、试剂等清理复位得 5 分。
		5	清场得 5 分。
技能 80 分	制备前操作	10	设备选择正确得 5 分; 清洁处理得 5 分。
		10	正确使用天平得 6 分; 取药时注意手握瓶标签得 2 分; 多余药品妥善处理得 2 分。
	制备操作	10	水浴锅的使用:加水得 5 分; 温度设定正确得 5 分。
		10	药物的前处理:粉碎、过筛(六号筛)得 10 分。
		15	热熔法的操作:基质熔化得 10 分; 混合搅拌方向一致得 5 分。
		15	药物加入方法:温度控制正确得 5 分; 先后顺序正确得 10 分。
		10	结果判断(均匀细腻)5 分; 在规定时间内完成任务得 5 分。

3-17　10%葡萄糖注射剂配制考核　技能点编号:1-4、3-23、3-24

(1)任务描述

工作任务内容:

【处方】注射用葡萄糖　　　　　25 g

　　　　盐酸适量

　　　　注射用水加至　　　　　250 mL

　　　　注射用炭适量

称取处方量葡萄糖,加适量热注射用水溶解,配成 50%～60%的浓溶液,用盐酸调节 pH 至 4.5 左右,加上述浓溶液的 0.1%～0.3%(g/mL)注射用炭,搅匀,加热煮沸 15 min,趁热过滤除炭。滤液加注射用水至配制量,测 pH 后用适宜滤器预滤,最后用微孔滤膜(孔径 0.8 μm)过滤。

要求:学生能按 GMP 要求和企业的操作规范,在规定时间内独立完成,并体现良好的职业精神与职业素养。

提交的相关材料:10%的葡萄糖注射溶液。

(2)实施条件

表 3-17-1　10%葡萄糖注射液配制考核试题实施条件

项目	基本实施条件	备注
场地	50平方米以上的药物制剂室。	必备
设备	千分之一电子天平2台,万用电炉,温湿度表2块。	必备
工具	项目中相应的药品和辅料,药匙,称量纸,滤纸,烧杯,漏斗、微孔滤膜及滤器、玻棒、抹布,刷子,拖把等。	必备
测评专家	每名考生配备1名考评员。考评员要求具备至少一年以上药品生产一线工作经验,或三年以上药物制剂生产实训指导经历。	必备

(3)考核时量

45分钟。

(4)评价标准

表 3-17-2　10%葡萄糖注射液配制考核试题评价标准

评价内容		分值	考核点及评分细则
职业素养与操作规范20分		5	工作服穿着规范,双手洁净,不染指甲,不留长指甲,不披发得5分。
		5	工作态度认真,遵守纪律得5分。
		5	实验完毕后将工具等清理复位得5分。
		5	规范清场并清理干净得5分。
技能80分	葡萄糖注射液配制	10	按处方量称取葡萄糖得10分。
		10	配制成50%～60%浓溶液得10分。
		10	用盐酸调节pH至4.5得10分。
		20	用注射用炭除热原得10分; 用滤纸趁热过滤除炭得10分。
		30	用注射用水加至处方量得10分; 正确使用微孔滤膜过滤得10分; 在规定时间内完成任务得10分。

3-18　10%葡萄糖注射剂灌封考核　技能点编号:3-25

(1)任务描述

工作任务内容:生产前查看温湿度表并记录,检查所需使用的仪器设备是否清洁,熟悉安瓿拉丝灌封装置,用安瓿拉丝灌封装置将已配制好的10%葡萄糖溶液灌注于安瓿瓶中并熔封,最后规范清场。

要求:学生能按GMP要求和企业的操作规范,在规定时间内独立完成,并体现良好的职业精神与职业素养。

提交的相关材料:葡萄糖安瓿注射剂。

(2)实施条件

表 3-18-1　10%葡萄糖注射液灌封考核试题实施条件

项目	基本实施条件	备注
场地	50平方米以上的药物制剂室。	必备
设备	安瓿拉丝灌封装置(ALG6/5-10)1台。	必备

续表

项目	基本实施条件	备注
工具	项目中相应的10%葡萄糖溶液,温湿度表2块,抹布,刷子,拖把喷壶,簸箕,酒精等。	必备
测评专家	每名考生配备1名考评员。考评员要求具备至少一年以上药品生产一线工作经验,或三年以上药物制剂生产实训指导经历。	必备

(3)考核时量

45分钟。

(4)评价标准

表3-18-2　10%葡萄糖注射液灌封考核试题评价标准

评价内容		分值	考核点及评分细则
职业素养与操作规范 20分		5	工作服穿着规范,双手洁净,不染指甲,不留长指甲,不披发得5分。
		5	工作态度认真,遵守纪律得5分。
		5	实验完毕后将工具等清理复位得5分。
		5	规范清场并清理干净得5分。
技能 80分	注射剂灌装	40	熟悉安瓿灌封装置各个部位得10分; 安瓿灌封装置正常运转得10分; 正确点火得10分; 正确熄火得10分。
		30	熟练调节装量多少得10分; 熟练调节火焰大小得10分; 正确制备出安瓿注射剂得10分。
		10	规范分装合格与不合格产品得10分。

3-19　注射剂澄明度检查考核　技能点编号:3-26

(1)任务描述

工作任务内容:

取待检安瓿,按照《中国药典》(2010年版)附录中澄明度检查标准检查注射剂的澄明度,判断检查结果是否符合规定。

要求:学生能按GMP要求和企业的操作规范,在规定时间内独立完成,并体现良好的职业精神与职业素养。

提交的相关材料:注射剂澄明度检查数据和判断结果。

(2)实施条件

表3-19-1　注射剂澄明度检查考核试题实施条件

项目	基本实施条件	备注
场地	50平方米以上的药物制剂室。	必备
设备	SC-4000A型澄明度检测仪1台,温湿度表。	必备
工具	待检安瓿注射剂,抹布,镊子,拖把,喷壶,簸箕,酒精等。	必备
测评专家	每名考生配备1名考评员。考评员要求具备至少一年以上药品生产一线工作经验,或三年以上药物制剂生产实训指导经历。	必备

(3)考核时量

45 分钟。

(4)评价标准

表 3-19-2　注射剂澄明度检查考核试题评价标准

评价内容		分值	考核点及评分细则
职业素养与操作规范 20 分		5	工作服穿着规范,双手洁净,不染指甲,不留长指甲,不披发得 5 分。
		5	爱护仪器,不浪费药品、试剂,及时记录实验数据得 5 分。
		5	实验完毕后将仪器、药品、试剂等清理复位得 5 分。
		5	清场得 5 分。
技能 80 分	检查操作	10	安瓿瓶的取样:对于给定的安瓿剂取量数正确得 10 分。
		10	安瓿瓶的拿法:手持安瓿颈部者得 10 分。
		10	安瓿瓶的振动:轻轻旋转药液得 5 分;轻轻翻转容器得 5 分。
		10	安瓿瓶放置位置:置于伞棚边缘处得 10 分;其他地方不得分。
		10	安瓿瓶与人眼距离控制:药品与人眼相距 20～25 cm 得 10 分。
	检查结果	20	目视结果:口述合格的标准正确得 10 分。
			口述白块、白点的定义各得 10 分。
		10	在规定时间内完成任务得 10 分。

3-20　阿司匹林的化学鉴别考核　技能点编号:3-27

(1)任务描述

工作任务内容:取阿司匹林约 0.1 g,加水 10 mL,煮沸,放冷,加三氯化铁试液 1 滴,即显紫堇色;取阿司匹林约 0.5 g,加碳酸钠试液 10 mL,煮沸 2 分钟后,放冷,加过量的稀硫酸,即析出白色沉淀,并发生醋酸的臭气。

要求:按《中国药典》(2010 版)规定,操作规范、独立完成化学鉴别的任务。

提交的相关材料:技能考核报告单。

(2)实施条件

表 3-20-1　阿司匹林的化学鉴别考核试题实施条件

项目	基本实施条件	备注
场地	60 平方米药物分析实训室一间。	必备
设备	电子天平(百分之一)1 台。	必备
工具	试管、试管架、试管夹、量筒、酒精灯、火柴、称量纸、药匙、滤纸、洗瓶、胶头滴管、阿司匹林原料药、三氯化铁试液、碳酸钠试液、稀硫酸、其他试剂等。	必备(允许自带计算器)
测评专家	每 2 名考生配备 1 名考评员。考评员要求具备至少一年以上药品检验工作经验,或具备三年以上药物分析实训指导经历。	必备

(3)考核时量

40 分钟。

(4)评价标准

表3-20-2 阿司匹林的化学鉴别考核试题评价标准

评价内容	分值	考核点及评分细则
职业素养与操作规范 20分	5	工作服穿着规范,双手洁净,不染指甲,不留长指甲,不披得5分。
	5	清查给定的药品、试剂、仪器、药典、检验报告单等得5分。
	5	爱护仪器,不浪费药品、试剂,及时记录实验数据得5分。
	5	检测完毕后按要求将仪器、药品、试剂等清理复位得5分。
技能 80分	3	转移第一份药品至试管中得3分。
	4	量取10 mL水得4分。
	4	加水溶解药品得4分。
	3	用试管夹夹住离试管口1/3处得3分。
	5	用酒精灯加热药品溶液至煮沸得5分。
	3	放冷药品溶液得3分。
	3	加入三氯化铁1滴得3分。
	3	转移第二份药品至另一试管中得3分。
	5	量取10 mL碳酸钠试液得5分。
	5	加碳酸钠试液溶解药品得5分。
	3	用试管夹夹住离试管口1/3处得3分。
	7	用酒精灯加热药品溶液,并煮沸2分钟得7分。
	3	放冷药品溶液得3分。
	4	加入稀硫酸得4分。
鉴别结果	15	检测两次结果与药典标准比较,完成药品检验报告得15分。
	10	在规定时间内完成任务得10分。

3-21 异烟肼片的化学鉴别考核　技能点编号:3-28

(1)任务描述

工作任务内容:取异烟肼片细粉适量(约相当于异烟肼0.1 g),加水10 mL,振摇,滤过,滤液加硝酸银试液1 mL,即发生气泡与黑色浑浊,并在试管壁上生成银镜。

要求:按《中国药典》(2010版)规定,操作规范、独立完成化学鉴别的任务。

提交的相关材料:技能考核报告单。

(2)实施条件

表3-21-1 异烟肼片的化学鉴别考核试题实施条件

项目	基本实施条件	备注
场地	60平方米药物分析实训室一间。	必备
设备	电子天平(百分之一)1台。	必备
工具	试管、试管架、试管夹、量筒、称量纸、药匙、洗瓶、胶头滴管、滤纸、烧杯、玻璃棒、漏斗、铁架台、铁圈、研钵、异烟肼片药品、硝酸银试液等。	必备(允许自带计算器)
测评专家	每2名考生配备1名考评员。考评员要求具备至少一年以上药品检验工作经验,或具备三年以上药物分析实训指导经历。	必备

(3)考核时量

40分钟。

(4)评价标准

表 3-21-2　异烟肼片的化学鉴别考核试题评价标准

考核内容		分值	考核点及评分细则
职业素养与操作规范 20 分		5	工作服穿着规范,双手洁净,不染指甲,不留长指甲,不披发得 5 分。
		5	清查给定的药品、试剂、仪器、药典、检验报告单等得 5 分。
		5	爱护仪器,不浪费药品、试剂,及时记录实验数据得 5 分。
		5	检测完毕后按要求将仪器、药品、试剂等清理复位得 5 分。
技能 80 分	鉴别操作	5	研磨药品得 5 分。
		10	称量药品粉末适量得 10 分。
		5	转移药品粉末置试管中得 5 分。
		5	量取 10 mL 水得 5 分。
		5	加水溶解药品粉末得 5 分。
		15	过滤药品溶液得 15 分。
		5	转移滤液至试管中得 5 分。
		5	加入硝酸银试液得 5 分。
	鉴别结果	15	检测结果与药典标准比较,完成药品检验报告得 15 分。
		10	在规定时间内完成任务得 10 分。

3-22　甘油相对密度的测定考核　技能点编号:3-29、3-30

(1)任务描述

工作任务内容:取洁净、干燥并精密称定重量的比重瓶,装满药品(温度应低于 20 ℃)后,插入中心有毛细孔的瓶塞,用滤纸将从塞孔溢出的液体擦干,置 20 ℃恒温水浴中,放置若干分钟,随着药品温度的上升,过多的液体将不断从塞孔溢出,随时用滤纸将瓶塞顶端擦擦干,待液体不再由塞孔溢出,迅即将比重瓶从水浴中取出,再用滤纸将比重瓶的外壁擦净,精密称定,减去比重瓶的重量后,将药品倾去,洗净比重瓶,装满新沸过的冷水,再照上法测得同一温度时水的重量。《中国药典》规定本品的相对密度,在 25 ℃时不小于 1.256 9。

要求:按《中国药典》(2010 版)规定,操作规范、独立完成相对密度测定的任务。

提交的相关材料:技能考核报告单。

(2)实施条件

表 3-22-1　甘油相对密度的测定考核试题实施条件

项目	基本实施条件	备注
场地	60 平方米药物分析实训室一间。	必备
设备	电子天平(万分之一)1 台。	必备
工具	比重瓶、洗瓶、滤纸、水浴锅、甘油、新沸过的冷水等。	必备(允许自带计算器)
测评专家	每 2 名考生配备 1 名考评员。考评员要求具备至少一年以上药品检验工作经验,或具备三年以上药物分析实训指导经历。	必备

(3)考核时量

40 分钟。

(4)评价标准

表 3-22-2 甘油相对密度的测定考核试题评价标准

考核内容		分值	考核点及评分细则
职业素养与操作规范 20分		5	工作服穿着规范，双手洁净，不染指甲，不留长指甲，不披发得5分。
		5	清查给定的药品、试剂、仪器、药典、检验报告单等得5分。
		5	爱护仪器，不浪费药品、试剂，及时记录实验数据得5分。
		5	检测完毕后按要求将仪器、药品、试剂等清理复位得5分。
技能 80 分	测定操作	4	称取空比重瓶重量得4分。
		4	将药品装入比重瓶中得4分。
		3	用滤纸将比重瓶外壁的药品擦去得3分。
		4	药品20 ℃水浴恒温得4分。
		4	在恒温过程中，不断用滤纸擦去瓶塞顶端溢出的药品得4分。
		6	用滤纸将比重瓶外壁的水擦干，并称量得6分。
		8	倾出比重瓶的药品，用新沸过的蒸馏水润洗比重瓶，并装入新沸过的蒸馏水得8分。
		3	用滤纸将比重瓶外壁的水擦去得3分。
		4	20 ℃水浴恒温得4分。
		4	在恒温过程中，不断用滤纸擦去瓶塞顶端溢出的水得4分。
		6	用滤纸将比重瓶外壁的水擦干，并称量得6分。
	测定结果	8	列出计算公式得8分（药品相对密度＝药品重量/水重量）。
		7	将测定结果代入公式，计算结果得7分。
		5	检测结果与药典标准比较，完成药品检验报告得5分。
		10	在规定时间内完成任务得10分。

3-23 葡萄糖比旋度的测定考核 技能点编号：3-31、3-32

（1）任务描述

工作任务内容：取葡萄糖约10g，精密称定，置100 mL容量瓶中，加水0.2 mL氨试液，溶解后，用水稀释至刻度，摇匀，放置10分钟，在25 ℃时，依法测定（附录ⅥE），比旋度为＋52.6°至＋53.2°。

要求：按《中国药典》（2010 版）规定，操作规范、独立完成比旋度测定的任务。

提交的相关材料：技能考核报告单。

（2）实施条件

表 3-23-1 葡萄糖比旋度的测定考核试题实施条件

项目	基本实施条件	备注
场地	60平方米药物分析实训室一间。	必备
设备	自动旋光仪1台、电子天平（千分之一）1台。	必备
工具	水浴锅、旋光管、烧杯、药匙、洗瓶、胶头滴管、滤纸、玻璃棒、容量瓶、葡萄糖、氨试液等。	必备（允许自带计算器）
测评专家	每2名考生配备1名考评员。考评员要求具备至少一年以上药品检验工作经验，或具备三年以上药物分析实训指导经历。	必备

（3）考核时量

40分钟。

（4）评价标准

表 3-23-2　葡萄糖比旋度的测定考核试题评价标准

考核内容		分值	评分细则
职业素养与操作规范 20分		5	工作服穿着规范，双手洁净，不染指甲，不留长指甲，不披发得5分。
		5	清查给定的药品、试剂、仪器、药典、检验报告单等得5分。
		5	爱护仪器，不浪费药品、试剂，及时记录实验数据得5分。
		5	检测完毕后按要求将仪器、药品、试剂等清理复位得5分。
技能 80分	测定操作	3	溶解药品得3分。
		3	滴加氨试液0.2 mL得3分。
		6	转移药品溶液至容量瓶得6分。
		3	稀释操作得3分。
		3	定容操作得3分。
		3	混匀操作得3分。
		3	药品溶液25 ℃水浴恒温得3分。
		3	旋光仪参数设定得3分。
		3	选择、清洗旋光管得3分。
		6	药品测定前空白校正（供试品溶剂润洗、注入旋光管并驱赶气泡、调零）得6分。
		6	供试品溶液测量（润洗、注入供试品溶液并驱赶气泡）得6分。
		6	药品测定后空白校正（供试品溶剂润洗、注入旋光管并驱赶气泡、调零）得6分。
	测定结果	2	读取数据得2分。
		8	列出计算公式得8分。
		7	将测定结果代入公式，计算结果得7分。
		5	检测结果与药典标准比较，完成药品检验报告得5分。
		10	在规定时间内完成任务得10分。

3-24　葡萄糖中氯化物的检查考核　技能点编号：3-33

（1）任务描述

工作任务内容：取葡萄糖0.60 g，依法检查（《中国药典》2010年版二部中附录Ⅷ A），与标准氯化钠溶液6.0 mL制成的对照液比较，不得更深（0.01%）。

供试品溶液的配制：称取葡萄糖0.6 g，加水溶解使成约25 mL，再加稀硝酸10 mL，置于50 mL的纳氏比色管中，加水稀释至约40 mL，再加入硝酸银试液1.0 mL，用水稀释至50 mL，摇匀，在暗处放置5分钟。

对照品溶液的配制：取标准氯化钠溶液6.0 mL置于另一支50 mL的纳氏比色管中，加稀硝酸10 mL，加水稀释至约40 mL，再加入硝酸银试液1.0 mL，用水稀释至50 mL，摇匀，在暗处放置5分钟。

要求：按《中国药典》（2010版）规定，操作规范、独立完成氯化物杂质检查的任务。

提交的相关材料：技能考核报告单。

(2)实施条件

表 3-24-1 葡萄糖中氯化物的检查考核试题实施条件

项目	基本实施条件	备注
场地	60平方米药物分析实训室一间。	必备
设备	电子天平(万分之一)1台。	必备
工具	比色管、容量瓶、吸管、洗耳球、量筒、烧杯、研钵、玻璃棒、称量纸、药匙、洗瓶、胶头滴管、葡萄糖、对照品贮备液、其他试剂等。	必备(允许自带计算器)
测评专家	每2名考生配备1名考评员。考评员要求具备至少一年以上药品检验工作经验,或具备三年以上药物分析实训指导经历。	必备

(3)考核时量

40 分钟。

(4)评价标准

表 3-24-2 葡萄糖中氯化物的检查考核试题评价标准

考核内容		分值	考核点及评分细则
职业素养与操作规范 20分		5	工作服穿着规范,双手洁净,不染指甲,不留长指甲,不披发得5分。
		5	清查给定的药品、试剂、仪器、药典、检验报告单等得5分。
		5	爱护仪器,不浪费药品、试剂,及时记录实验数据得5分。
		5	检查完毕后按要求将仪器、药品、试剂等清理复位得5分。
技能 80分	检查操作	6	清洗容量仪器得6分。
		9	配制标准氯化钠溶液得9分。
		8	称取样品得8分。
		3	转移样品得3分。
		3	溶解样品得3分。
		8	供试品中加入稀硝酸、水、硝酸银等试剂得8分。
		5	取标准液得5分。
		8	对照品中加入稀硝酸、水、硝酸银等试剂得8分。
		5	操作连贯得5分。
	检查结果	15	对比浑浊度,检查结果符合要求,结论正确得15分。
		10	在规定时间内完成任务得10分。

3-25 葡萄糖中铁盐的检查考核 技能点编号:3-34

(1)任务描述

工作任务内容:取葡萄糖2.0 g,依法检查(《中国药典》2010年版二部正文 P927),与标准铁溶液2.0 mL用同一方法制成的对照液比较,不得更深(0.001%)。

供试品溶液的配制:取葡萄糖2.0 g,加水20 mL溶解后,加硝酸3滴,缓慢煮沸5分钟,放冷,置于50 mL的纳氏比色管中,加水稀释至约45 mL,再加入30%的硫氰酸铵溶液3 mL,用水稀释至50 mL,摇匀。

对照品溶液制备:取标准铁溶液2 mL,加水20 mL溶解后,再加硝酸3滴,缓慢煮沸5分钟,放冷,置于另一支50 mL的纳氏比色管中,加水稀释至约45 mL,再加入30%的硫氰酸铵溶液3 mL,用水稀释至50 mL,摇匀。

要求：按《中国药典》(2010版)规定，操作规范、独立完成铁盐杂质检查的任务。

提交的相关材料：技能考核报告单。

(2)实施条件

表 3-25-1 葡萄糖中铁盐的检查考核试题实施条件

项目	基本实施条件	备注
场地	60平方米药物分析实训室一间。	必备
设备	电子天平(万分之一)1台。	必备
工具	比色管、容量瓶、电炉、石棉网、吸管、洗耳球、量筒、烧杯、研钵、玻璃棒、称量纸、药匙、洗瓶、胶头滴管、葡萄糖、对照品贮备液、其他试剂等。	必备(允许自带计算器)
测评专家	每2名考生配备1名考评员。考评员要求具备至少一年以上药品检验工作经验，或具备三年以上药物分析实训指导经历。	必备

(3)考核时量

40分钟。

(4)评价标准

表 3-25-2 葡萄糖中铁盐的检查考核试题评价标准

考核内容		分值	考核点及评分细则
职业素养与操作规范 20分		5	工作服穿着规范，双手洁净，不染指甲，不留长指甲，不披发得5分。
		5	清查给定的药品、试剂、仪器、药典、检验报告单等得5分。
		5	爱护仪器，不浪费药品、试剂，及时记录实验数据得5分。
		5	检查完毕后按要求将仪器、药品、试剂等清理复位得5分。
技能 80分	检查操作	6	清洗容量仪器得6分。
		9	配制标准硫酸铁铵溶液得9分。
		3	转移样品得3分。
		3	溶解样品得3分。
		8	供试品中加入硝酸、水、硫氰酸铵等试剂得8分。
		4	加热供试品得4分。
		5	取标准液得5分。
		8	对照品中加入硝酸、水、硫氰酸铵等试剂得8分。
		4	加热对照品得4分。
		5	操作连贯得5分。
	检查结果	15	对比浑浊度，检查结果符合要求，结论正确得15分。
		10	在规定时间内完成任务得10分。

3-26 葡萄糖中蛋白质的检查考核　技能点编号：3-35

(1)任务描述

工作任务内容：配制磺基水杨酸溶液(1→5)10 mL。取葡萄糖样品1.0 g，加水10 mL溶解后，加已配制的磺基水杨酸溶液3 mL，不得有沉淀。

要求：按《中国药典》(2010版)规定，操作规范、独立完成特殊杂质蛋白质检查的任务。

提交的相关材料：技能考核报告单。

(2)实施条件

表 3-26-1　葡萄糖中蛋白质的检查考核试题实施条件

项目	基本实施条件	备注
场地	60 平方米药物分析实训室一间。	必备
设备	电子天平(万分之一)1 台。	必备
工具	容量瓶、吸管、洗耳球、量筒、烧杯、玻璃棒、称量纸、药匙、洗瓶、胶头滴管、葡萄糖、磺基水杨酸等。	必备(允许自带计算器)
测评专家	每 2 名考生配备 1 名考评员。考评员要求具备至少一年以上药品检验工作经验,或具备三年以上药物分析实训指导经历。	必备

(3)考核时量

40 分钟。

(4)评价标准

表 3-26-2　葡萄糖中蛋白质的检查考核试题评价标准

考核内容		分值	考核点及评分细则
职业素养与操作规范 20 分		5	工作服穿着规范,双手洁净,不染指甲,不留长指甲,不披发得 5 分。
		5	清查给定的药品、试剂、仪器、药典、检验报告单等得 5 分。
		5	爱护仪器,不浪费药品、试剂,及时记录实验数据得 5 分。
		5	检查完毕后按要求将仪器、药品、试剂等清理复位得 5 分。
技能 80 分	检查操作	6	清洗所需玻璃仪器得 6 分。
		9	称取磺基水杨酸得 9 分。
		6	量取 10 mL 水得 6 分。
		3	溶解磺基水杨酸得 3 分。
		9	称取葡萄糖得 9 分。
		6	量取 10 mL 水得 6 分。
		5	溶解葡萄糖得 5 分。
		6	葡萄糖溶液中加入磺基水杨酸 3 mL 得 6 分。
		5	操作连贯得 5 分。
	检查结果	15	观察是否产生沉淀,检查结果符合要求,结论正确得 15 分。
		10	在规定时间内完成任务得 10 分。

3-27　肾上腺素中酮体的检查考核　技能点编号:3-36

(1)任务描述

工作任务内容:精密称定肾上腺素,加盐酸溶液(9→2000)制成每 1 mL 中含 2.0 mg 的样品溶液 50 mL。照紫外-可见分光光度法(附录ⅣA),在 310 nm 的波长处测定,吸光度不得超过 0.05。

要求:按《中国药典》(2010 版)规定,操作规范、独立完成特殊杂质酮体检查的任务。

提交的相关材料:技能考核报告单。

(2)实施条件

表 3-27-1　肾上腺素中酮体的检查考核试题实施条件

项目	基本实施条件	备注
场地	60平方米药物分析实训室一间。	必备
设备	电子天平(万分之一)1台、紫外-可见分光光度计1台。	必备
工具	容量瓶、吸管、洗耳球、量筒、烧杯、玻璃棒、称量纸、药匙、洗瓶、胶头滴管、肾上腺素原料药等。	必备(允许自带计算器)
测评专家	每2名考生配备1名考评员。考评员要求具备至少一年以上药品检验工作经验,或具备三年以上药物分析实训指导经历。	必备

(3)考核时量

40分钟。

(4)评价标准

表 3-27-2　肾上腺素中酮体的检查考核试题评价标准

考核内容	分值	考核点及评分细则
职业素养与操作规范 20分	5	工作服穿着规范,双手洁净,不染指甲,不留长指甲,不披发得5分。
	5	清查给定的药品、试剂、仪器、药典、检验报告单等得5分。
	5	爱护仪器,不浪费药品、试剂,及时记录实验数据得5分。
	5	检查完毕后按要求将仪器、药品、试剂等清理复位得5分。
技能 80分 / 检查操作	6	清洗所需玻璃仪器得6分。
	9	称取肾上腺素原料药得9分。
	4	溶解肾上腺素得4分。
	4	转移至容量瓶得4分。
	4	定容得4分。
	9	开机、预热、关机得9分。
	5	润洗石英比色皿得5分。
	9	设置参数,检测样品得9分。
	5	操作连贯得5分。
检查结果	15	检查结果符合要求,结论正确得15分。
	10	在规定时间内完成任务得10分。

3-28　酸碱滴定法测定水杨酸的含量考核　技能点编号:3-37、3-38

(1)任务描述

工作任务内容:取水杨酸约0.3 g,精密称定,加中性稀乙醇25 mL溶解后,加酚酞指示液3滴,用氢氧化钠滴定液(0.1 mol/L)滴定。每1 mL氢氧化钠滴定液(0.1 mol/L)相当于13.81 mg的$C_7H_6O_3$。本品含水杨酸($C_7H_6O_3$)不得少于99.5%。(《中国药典》2010年版)

要求:按《中国药典》(2010版)规定,操作规范、独立完成含量测定的任务。

提交的相关材料:技能考核报告单。

(2)实施条件

表 3-28-1　酸碱滴定法测定水杨酸的含量考核试题实施条件

项目	基本实施条件	备注
场地	60 平方米药物分析实训室一间。	必备
设备	电子天平(万分之一)1 台。	必备
工具	锥形瓶、量筒、洗瓶、胶头滴管、滤纸、研钵、滴定台、滴定管夹、碱式滴定管、凡士林、水杨酸、滴定液、指示剂等。	必备(允许自带计算器)
测评专家	每 2 名考生配备 1 名考评员。考评员要求具备至少一年以上药品检验工作经验,或具备三年以上药物分析实训指导经历。	必备

(3)考核时量

40 分钟。

(4)评价标准

表 3-28-2　酸碱滴定法测定水杨酸的含量考核试题评价标准

考核内容		分值	考核点及评分细则
职业素养与操作规范 20 分		5	工作服穿着规范,双手洁净,不染指甲,不留长指甲,不披发得 5 分。
		5	清查给定的药品、试剂、仪器、药典、检验报告单等得 5 分。
		5	爱护仪器,不浪费药品、试剂,及时记录实验数据得 5 分。
		5	检测完毕后按要求将仪器、药品、试剂等清理复位得 5 分。
技能 80 分	测定操作	4	药品转移至锥形瓶中得 4 分。
		3	量筒使用规范得 3 分。
		5	溶解药品得 5 分。
		3	加入指示剂得 3 分。
		5	装滴定液得 5 分。
		6	赶气泡、调零得 6 分。
		3	滴定时左手控制滴定管阀门规范得 3 分。
		3	滴定过程中右手均匀震摇锥形瓶得 3 分。
		5	控制滴定速度得 5 分。
		5	判断滴定终点得 5 分。
		3	终点读数得 3 分。
		5	操作连贯得 5 分。
	测定结果	6	代入公式正确得 6 分。
		9	结果计算准确得 9 分。
		5	测定结果与药典标准比较,结论正确得 5 分。
		10	准确度(与实际值比较):≤±0.2%得 10 分;>±0.2%~≤±0.4%得 8 分;>±0.4%~≤±0.6%得 5 分;>±0.6%~≤±1.0%得 2 分;>±1.0%以上得 0 分。

3-29　亚硝酸钠滴定法测定磺胺嘧啶片的含量考核　技能点编号:3-39、3-40

(1)任务描述

工作任务内容:取磺胺嘧啶片 10 片(标示量为 0.5 g)精密称定,研细,精密称取适量(约相当于磺胺嘧啶 0.5 g),照永停滴定法(《中国药典》2010 年版二部中附录Ⅶ A),用亚硝酸钠滴定液(0.1 mol/L)滴定。每1 mL亚硝酸钠滴定液(0.1 mol/L)相当于25.03 mg的$C_{10}H_{10}N_4O_2S$。本品含磺胺嘧啶钠应为标示量的95.0%~105.0%。(《中国药典》2010年版)

要求:按《中国药典》(2010版)规定,操作规范、独立完成含量测定的任务。

提交的相关材料:技能考核报告单。

(2)实施条件

表3-29-1 亚硝酸钠滴定法测定磺胺嘧啶片的含量考核试题实施条件

项目	基本实施条件	备注
场地	60平方米药物分析实训室一间。	必备
设备	永停滴定仪1台、电子天平(万分之一)1台。	必备
工具	计算器(自带)、研钵、量筒、烧杯、棕色酸式滴定管、洗瓶、磺胺嘧啶片、滴定液、其他试剂等。	必备(允许自带计算器)
测评专家	每2名考生配备1名考评员。考评员要求具备至少一年以上药品检验工作经验,或具备三年以上药物分析实训指导经历。	必备

(3)考核时量

40分钟。

(4)评价标准

表3-29-2 亚硝酸钠滴定法测定磺胺嘧啶片的含量考核试题评价标准

考核内容		分值	考核点及评分细则
职业素养与操作规范 20分		5	工作服穿着规范,双手洁净,不染指甲,不留长指甲,不披发得5分。
		5	清查给定的药品、试剂、仪器、药典、检验报告单等得5分。
		5	爱护仪器,不浪费药品、试剂,及时记录实验数据得5分。
		5	检测完毕后按要求将仪器、药品、试剂等清理复位得5分。
技能 80分	测定操作	3	称量、研磨得3分。
		3	取样得3分。
		3	转移得3分。
		3	加水得3分。
		3	加盐酸得3分。
		3	加溴化钾得3分。
		2	加转子得2分。
		4	装滴定液得4分。
		2	仪器的连接得2分。
		4	赶气泡、调零得4分。
		4	设定永停滴定仪参数并启动搅拌器得4分。
		3	手动快滴定容得3分。
		5	近终点时将细玻璃管尖端提出液面并冲洗得5分。
		3	终点读数得3分。
		5	操作连贯得5分。
	测定结果	6	代入公式正确得6分。
		9	结果计算准确得9分。
		5	测定结果与药典标准比较,结论正确得5分。
		10	准确度(与规定的标示量范围比较):在规定范围内得10分;>±1%~≤±2%得5分;>±2%~≤±5%得2分;>±5%以上得0分。

3-30 碘量法测定维生素 C 注射液的含量考核 技能点编号：3-41、3-42

（1）任务描述

工作任务内容：精密量取维生素 C 注射液（规格 2 mL：0.5 g）适量（约相当于维生素 C 0.2 g），加水 15 mL 与丙酮 2 mL，摇匀，放置 5 min，加稀醋酸 4 mL 与淀粉指示液 1 mL，用碘滴定液（0.05 mol/L）滴定，至溶液显蓝色并持续 30 s 不褪。每 1 mL 碘滴定液（0.05 mol/L）相当于 8.806 mg 的 $C_6H_8O_6$。本品含维生素 C（$C_6H_8O_6$）应为标示量的 90.0%～110.0%。（《中国药典》2010 年版）。

要求：按《中国药典》（2010 版）规定，操作规范、独立完成含量测定的任务。

提交的相关材料：技能考核报告单。

（2）实施条件

表 3-30-1 碘量法测定维生素 C 注射液的含量考核试题实施条件

项目	基本实施条件	备注
场地	60 平方米药物分析实训室一间。	必备
工具	锥形瓶、量筒、洗瓶、胶头滴管、移液管、洗球、注射器、滴定台、滴定管夹、棕色酸式滴定管、凡士林、注射液 C 注射液、滴定液、指示剂等。	必备（允许自带计算器）
测评专家	每 2 名考生配备 1 名考评员。考评员要求具备至少一年以上药品检验工作经验，或具备三年以上药物分析实训指导经历。	必备

（3）考核时量

40 分钟。

（4）评价标准

表 3-30-2 碘量法测定维生素 C 注射液的含量考核试题评价标准

评价内容	分值	考核点及评分细则
职业素养与操作规范 20 分	5	工作服穿着规范，双手洁净，不染指甲，不留长指甲，不披发得 5 分。
	5	清查给定的药品、试剂、仪器、药典、检验报告单等得 5 分。
	5	爱护仪器，不浪费药品、试剂，及时记录实验数据得 5 分。
	5	检测完毕后按要求将仪器、药品、试剂等清理复位得 5 分。
技能 80 分 测定操作	25	安瓿瓶切割、开启得 5 分；取样、定容、转移得 8 分；量筒使用规范得 5 分；加溶剂得 4 分；加入指示剂得 3 分；操作过程中每错 1 处扣 2 分，扣完为止。
	25	滴定管的检漏、清洗、润洗得 6 分；装滴定液得 2 分；赶气泡、调零得 4 分；滴定时左手控制滴定管阀门规范得 2 分；滴定速度控制正确得 3 分；终点读数得 3 分；操作连贯得 5 分。

续表

评价内容		分值	考核点及评分细则
技能 80 分	测定结果	6	代入公式正确得6分。
		9	结果计算准确得9分。
		5	测定结果与药典标准比较,结论正确得5分。
		10	准确度(与规定的标示量范围比较):在规定范围内得10分;>±1%~≤±2% 得5分;>±2%~≤±5%得2分;>±5%以上得0分。

3-31 配位滴定法测定活性钙片的含量考核　技能点编号:3-42、3-43

(1)任务描述

工作任务内容:精密称取活性钙片(标示量为0.025 g)20片,研细,精密称取适量(约相当于Ca50 mg),加稀盐酸2 mL溶解后,加水90 mL与三乙醇胺溶液(1→3)5 mL,摇匀,再加氢氧化钠试液15 mL,钙紫红素指示液0.1 mL,用EDTA滴定液(0.05 mol/L)滴定至溶液由紫红色转变为纯蓝色。每1 mLEDTA滴定液(0.05 mol/L)相当于2.004 mg的Ca。(《中国药典》2010年版)

要求:按《中国药典》(2010版)规定,操作规范、独立完成含量测定的任务。

提交的相关材料:技能考核报告单。

(2)实施条件

表3-31-1　配位滴定法测定活性钙片的含量考核试题实施条件

项目	基本实施条件	备注
场地	60平方米药物分析实训室一间。	必备
设备	电子天平(万分之一)1台。	必备
工具	计算器(自带)、研钵、量筒、烧杯、酸式滴定管、洗瓶、活性钙片、滴定液、其他试剂等。	必备(允许自带计算器)
测评专家	每2名考生配备1名考评员。考评员要求具备至少一年以上药品检验工作经验,或具备三年以上药物分析实训指导经历。	必备

(3)考核时量

40分钟。

(4)评价标准

表3-31-2　配位滴定法测定活性钙片的含量考核试题评价标准

考核内容		分值	考核点及评分细则
职业素养与操作规范 20分		5	工作服穿着规范,双手洁净,不染指甲,不留长指甲,不披发得5分。
		5	清查给定的药品、试剂、仪器、药典、检验报告单等得5分。
		5	爱护仪器,不浪费药品、试剂,及时记录实验数据得5分。
		5	检测完毕后按要求将仪器、药品、试剂等清理复位得5分。
技能 80 分	测定操作	4	称量、研磨得4分。
		3	取样得3分。
		5	转移、溶解得5分。
		3	加入指示剂得3分。
		5	装滴定液得5分。

续表

考核内容		分值	考核点及评分细则
技能 80 分	测定操作	6	赶气泡、调零得6分。
		3	滴定时左手控制滴定管阀门规范得3分。
		3	滴定过程中右手均匀振摇锥形瓶得3分。
		5	控制滴定速度得5分。
		5	判断滴定终点得5分。
		3	终点读数得3分。
		5	操作连贯得5分。
	测定结果	6	代入公式正确得6分。
		9	结果计算准确得9分。
		5	测定结果与药典标准比较,结论正确得5分。
		10	准确度(与实际值比较):≤±0.2%得10分;>±0.2%～≤±0.4%得8分;>±0.4%～≤±0.6%得5分;>±0.6%～≤±1.0%得2分;>±1.0%以上得0分。

3-32 紫外-可见分光光度法测定盐酸氯丙嗪片的含量考核 技能点编号:3-44

(1)任务描述

工作任务内容:取盐酸氯丙嗪片(标示量:25 mg)10片,除去包衣后,精密称定,研细,精密称取适量(约相当于盐酸氯丙嗪10 mg)置于100 mL量瓶中,加溶剂盐酸溶液(9→1 000) 70 mL,振摇使盐酸氯丙嗪溶解,加溶剂稀释至刻度,摇匀,滤过,精密量取续滤液5 mL,置于100 mL量瓶中,用溶剂稀释至刻度,摇匀,照紫外-可见分光光度法(《中国药典》2010年版二部中附录Ⅳ A),在254nm的波长处测定吸收度,按$C_{17}H_{19}ClN_2S \cdot HCl$的吸收系数为915计算。《中国药典》规定本品含盐酸氯丙嗪($C_{17}H_{19}ClN_2S \cdot HCl$)应为标示量的93.0%～107.0%。

要求:按《中国药典》(2010版)规定,操作规范、独立完成含量测定的任务。

提交的相关材料:技能考核报告单。

(2)实施条件

表3-32-1 紫外-可见分光光度法测定盐酸氯丙嗪片的含量考核试题实施条件

项目	基本实施条件	备注
场地	60平方米药物分析实训室一间。	必备
设备	紫外-可见分光光度计1台、电子天平(万分之一)1台。	必备
工具	容量瓶、移液管、洗耳球、烧杯、研钵、玻璃棒、称量纸、药匙、洗瓶、胶头滴管、石英比色皿、玻璃比色皿、盐酸氯丙嗪片、其他试剂等。	必备(允许自带计算器)
测评专家	每2名考生配备1名考评员。考评员要求具备至少一年以上药品检验工作经验,或具备三年以上药物分析实训指导经历。	必备

(3)考核时量

40分钟。

(4)评价标准

表 3-32-2　紫外-可见分光光度法测定盐酸氯丙嗪片的含量考核试题评价标准

评价内容	分值	考核点及评分细则
职业素养与操作规范 20 分	5	工作服穿着规范,双手洁净,不染指甲,不留长指甲,不披发得 5 分。
	5	清查给定的药品、试剂、仪器、药典、检验报告单得 5 分。
	5	爱护仪器,不浪费药品、试剂,及时记录实验数据得 5 分。
	5	检查完毕后按要求将仪器、药品、试剂等清理复位得 5 分。
技能 80 分		
测定操作	3	清洗容量仪器得 3 分。
	5	取样、称量得 5 分。
	3	溶解得 3 分。
	3	转移得 3 分。
	3	定容得 3 分。
	3	过滤得 3 分。
	4	移液、稀释得 4 分。
	4	选择光源与比色皿得 4 分。
	2	设定参数得 2 分。
	6	使用比色皿得 6 分。
	3	空白校正得 3 分。
	3	测量供试品溶液得 3 分。
	3	读取数据得 3 分。
	5	操作连贯得 5 分。
测定结果	6	代入公式得 6 分。
	9	结果计算得 9 分。
	5	测定结果与药典标准比较得 5 分。
	10	准确度(与实际值比较):≤±0.2%得 10 分;>±0.2%~≤±0.4%得 8 分;>±0.4%~≤±0.6%得 5 分;>±0.6%~≤±1.0%得 2 分;>±1.0%以上得 0 分。

3-33　气相色谱法测定维生素 E 的含量考核　技能点编号:3-45

(1)任务描述

工作任务内容:照气相色谱法(《中国药典》2010 年版二部中附录Ⅴ E)测定维生素 E 的含量。

①指出气相色谱仪的基本组成及主要色谱柱类型(选择);

②根据色谱图说明其特征值的含义(峰宽、峰高等);

③根据色谱图计算分离度(R);

④利用已知实验数据通过内标法(校正因子 λ 已知)计算维生素 E 的含量

要求:按《中国药典》(2010 版)规定,操作规范、独立完成相关含量测定的任务。

提交的相关材料:技能考核报告单。

(2)实施条件

表 3-33-1　气相色谱法测定维生素 E 的含量考核试题实施条件

项目	基本实施条件	备注
场地	60平方米药物分析实训室一间。	必备
设备	气相色谱仪1台。	必备
工具	笔、纸、量具、计算器等。	必备(允许自带计算器)
测评专家	每2名考生配备1名考评员。考评员要求具备至少一年以上药品检验工作经验,或具备三年以上药物分析实训指导经历。	必备

(3)考核时量

40 分钟。

(4)评价标准

表 3-33-2　气相色谱法测定维生素 E 的含量考核试题评价标准

评价内容	分值	考核点及评分细则
职业素养与操作规范 20 分	5	工作服穿着规范,双手洁净,不染指甲,不留长指甲,不披发得5分。
	5	遵守考场纪律得5分。
	5	回答问题沉着、冷静得5分。
	5	答卷整洁、字迹工整得5分。
技能 80 分	10	回答基本组成得10分。
	5	回答色谱柱类型得5分。
	20	说明特征值每项得20分。
	5	代入分离度公式得5分。
	10	计算分离度得10分。
	10	代入含量计算公式得10分。
	15	计算含量得15分。
	5	按时完成得5分。

3-34　高效液相色谱法测定氢化可的松的含量考核　技能点编号:3-46

(1)任务描述

工作任务内容:照高效液相色谱法(《中国药典》2010 年版二部中附录 Ⅴ D)测定氢化可的松的含量。

①指出高效液相色谱仪的基本组成及主要色谱柱类型(选择);

②在色谱图上标示其特征值(峰宽、峰高等);

③根据色谱图计算色谱柱的理论塔板数(n);

④利用已知实验数据通过外标法计算氢化可的松的含量。

要求:按《中国药典》(2010 版)规定,操作规范、独立完成相关含量测定的任务。

提交的相关材料:技能考核报告单。

(2)实施条件

表 3-34-1　高效液相色谱法测定氢化可的松的含量考核试题实施条件

项目	基本实施条件	备注
场地	60 平方米药物分析实训室一间。	必备
设备	高效液相色谱仪 1 台。	必备
工具	笔、纸、量具、计算器等。	必备(允许自带计算器)
测评专家	每 2 名考生配备 1 名考评员。考评员要求具备至少一年以上药品检验工作经验,或具备三年以上药物分析实训指导经历。	必备

(3)考核时量

40 分钟。

(4)评价标准

表 3-34-2　高效液相色谱法测定氢化可的松的含量考核试题评价标准

评价内容	分值	考核点及评分细则
职业素养与操作规范 20 分	5	工作服穿着规范,双手洁净,不染指甲,不留长指甲,不披发得 5 分。
	5	遵守考场纪律得 5 分。
	5	回答问题沉着、冷静得 5 分。
	5	答卷整洁、字迹工整得 5 分。
技能 80 分	10	回答基本组成得 10 分。
	5	回答色谱柱类型得 5 分。
	20	标示特征值每项得 20 分。
	5	代入理论塔板数公式得 5 分。
	10	计算理论塔板数得 10 分。
	10	代入含量计算公式得 10 分。
	15	计算含量得 15 分。
	5	按时完成得 5 分。

模块四　药品营销题库

4-1　药品市场调查问卷设计考核　技能点编号:4-1

(1)任务描述

工作任务内容:某药品生产企业计划研发一种新的抗感染药,请你运用市场调研的相关知识分析抗感染药的药品销售市场,并设计一份抗感染药市场调查的调查问卷。

要求:调查问卷结构完整,内容充实、科学,符合调查需要;文字通俗易懂,简洁,措词客观;问题清晰、具体、准确,紧扣主题,有趣味性。数量不少于 20 个问题且不多于 30 个问题。

提交的相关材料:一份抗感染药市场调查的调查问卷。

(2)实施条件

表 4-1-1　药品市场调查问卷设计考核试题实施条件

项目	基本实施条件	备注
场地	50 平方米以上的药品营销室一间。	必备
工具	调查案例及报告纸数份。	必备
测评专家	每名考生配备 1 名考评员。考评员要求具备至少一年以上从事药品营销工作经历或为国家职业技能鉴定考评员。	必备

(3)考核时量

30 分钟。

(4)评价标准

抽查项目的评价包括两个方面,总分为 100 分。

其中,职业素养与操作规范占该项目总分的 20%,技能占该项目总分的 80%。职业素养与操作规范、技能两项均需合格,总成绩评定为合格。

表 4-1-2　药品市场调查问卷设计考核试题评价标准

评价内容		分值	考核点及评分细则
职业素养与操作规范		20	服装整洁、双手洁净、不染指甲、不留长指甲得 5 分; 字迹清晰、卷面清洁得 5 分; 文字措词亲切、态度诚恳得 10 分。
技能 80 分	问卷结构	30	问卷结构完整,(包括标题、前言、问卷指导、问题、备注等)得 10 分; 内容科学得 10 分; 调查目的明确得 10 分。
	问题	25	问题具体、准确、无歧义得 5 分; 紧扣主题、措词客观,要考虑到被调查者的情况(隐私保护,应答者回答问题的能力和意愿,不带任何倾向和暗示)得 4 分; 问题取舍合理,数量适中,不少于 20 个问题且不超过 30 个问题得 10 分; 问题排列顺序由易到难、由封闭性问题到辅以少量开放问题,层次分明,具有逻辑性得 4 分; 有趣味性得 2 分。
	语言	10	语言通俗易懂,有吸引力得 5 分; 语言简洁明了得 5 分。
	答案	15	答案设置科学得 10 分; 用词准确得 5 分。

4-2　药店的市场调查问卷设计考核　　技能点编号:4-1

(1)任务描述

工作任务内容:某药品零售连锁企业计划在长沙新开一家门店,请你运用药品经营企业市场调研的相关知识分析零售药店市场状况,设计一份新开药店市场调查的调查问卷。

要求:调查问卷结构完整、内容充实、科学,符合调查需要;文字通俗易懂、简洁,措词客观;问题清晰、具体、准确,紧扣主题,有趣味性。数量不少于 20 个问题且不多于 30 个问题。

提交的相关材料:一份抗感染药市场调查的调查问卷。

(2)实施条件

表 4-2-1　药店的市场调查问卷设计考核试题实施条件

项目	基本实施条件	备注
场地	50平方米以上的药品营销室一间。	必备
工具	调查案例及报告纸数份。	必备
测评专家	每名考生配备1名考评员。考评员要求具备至少一年以上从事药品营销工作经历或为国家职业技能鉴定考评员。	必备

(3)考核时量

30分钟。

(4)评价标准

抽查项目的评价包括两个方面,总分为100分。其中,职业素养与操作规范占该项目总分的20%,技能占该项目总分的80%。职业素养与操作规范、技能两项均需合格,总成绩才评定为合格。

表 4-2-2　药店的市场调查问卷设计考核试题评价标准

评价内容		分值	考核点及评分细则
职业素养与操作规范		20	服装整洁、双手洁净、不染指甲、不留长指甲得5分; 字迹清晰、卷面清洁得5分; 文字措词亲切、态度诚恳得10分。
技能80分	问卷结构	30	问卷结构完整,(包括标题、前言、问卷指导、问题、备注等)得10分; 内容科学得10分; 调查目的明确得10分。
	问题	25	问题具体、准确、无歧义得5分; 紧扣主题、措词客观,要考虑到被调查者的情况(隐私保护,应答者回答问题的能力和意愿,不带任何倾向和暗示)得4分; 问题取舍合理,数量适中,不少于20个问题且不超过30个问题得10分; 问题排列顺序由易到难、由封闭性问题到辅以少量开放问题,层次分明,具有逻辑性得4分; 有趣味性得2分。
	语言	10	语言通俗易懂,有吸引力得5分; 语言简洁明了得5分。
	答案	15	答案设置科学得10分; 用词准确得5分。

4-3　药品违法案例分析考核　技能点编号:4-2

(1)任务描述

工作任务内容:某局执法人员在某医疗机构检查时,发现该院药房陈列的标示为"西安杨森制药有限公司"生产的西比灵胶囊,国药准字H10630003,批号041125856,说明书存在折叠痕迹不明显、文字有修改痕迹,裁切不整齐,字迹印刷不清晰等疑点;同时,还发现标示为"西安杨森制药有限公司"生产的吗叮啉片,国药准字H10610003,批号031118060,说明书存在折叠痕迹不明显、标点符号错用,纸质较薄等疑点。经西安市食品药品监督管理局协查核实,上述两种药品的批准文号均不是发证机关核发给西安杨森制药有限公司的产品批准文号。

要求:根据案例在测试卡上写出上述药品违法性质和违法依据,并说明批准文号核发机关的名称。

提交的相关材料:案例分析测试卡。

(2)实施条件

表 4-3-1　药品违法案件分析考核试题实施条件

项目	基本实施条件	备注
场地	模拟药房。	必备
设备	温湿度仪1台。	选备
工具	案例一批,测试卡。	必备
测评专家	每名考生配备1名考评员。考评员要求具备至少一年以上从事医药企业仓储与配送工作经历或药物商品实训指导经历。	必备

(3)考核时量

30 分钟。

(4)评价标准

抽查项目的评价包括两个方面,总分为 100 分。其中,职业素养与操作规范占该项目总分的 20%,技能占该项目总分的 80%。职业素养与操作规范、技能两项均需合格,总成绩才评定为合格。

表 4-3-2　药品违法案件分析考核试题评价标准

评价内容	分值	考核点及评分细则
职业素养与操作规范 20分	10	工作服穿戴整齐(束紧袖口),不披发、化妆和佩戴首饰得5分; 工作服洁净,双手洁净,不染指甲,不留长指甲得5分。
	10	回答问题时面带微笑,语言亲切,态度和蔼得5分; 逻辑准确,能随机应变,现场表现力较强得5分。
技能 80分	案例违法情况 30	正确说出药品批准文号的发放单位是国家食品药品监督管理局得10分; 正确说出案例药品违法的性质是假药的得20分。
	案例违法依据 10	正确说出案例药品违反的是《中华人民共和国药品管理法》得10分。
	10	正确说出案例药品违反的是《中华人民共和国药品管理法》第48条得10分。
	10	正确说出《中华人民共和国药品管理法》第48条内容得10分。
	10	正确说出案例药品违反的是《中华人民共和国药品管理法》第48条第5款得10分。
	10	正确说出《中华人民共和国药品管理法》第48条第5款内容得10分。

4-4　医院违法案例分析考核　技能点编号:4-2

(1)任务描述

工作任务内容:某局执法人员在某医院检查该院购进药品渠道时发现,某供货公司提供的《药品经营许可证》、《营业执照》、法人授权委托书、销售人员身份证复印件等资质证件齐全,一般讲,由此即可初步判定该供货渠道合法。但在检查该销售人员提供的供货发票和供应药品清单时,发现发票和清单上的印章存在字迹大小不等、制作粗糙等疑点。经与该公司核实,发票、药品清单均不是该公司的,所供应的药品也不是公司的(是业务人员自行组织的货源)。

要求:根据案例在测试卡上写出有几处违法行为,分别是什么方面的违法行为,违法行为认定的依据分别是什么。

提交的相关材料:案例分析测试卡。

(2)实施条件

表 4-4-1　医院违法案例分析考核试题实施条件

项目	基本实施条件	备注
场地	模拟药房。	必备
设备	温湿度仪1台。	选备
工具	案例一批,测试卡。	必备
测评专家	每名考生配备1名考评员。考评员要求具备至少一年以上从事医药企业仓储与配送工作经历或药物商品实训指导经历。	必备

(3)考核时量

30分钟。

(4)评价标准

抽查项目的评价包括两个方面,总分为100分。其中,职业素养与操作规范占该项目总分的20%,技能占该项目总分的80%。职业素养与操作规范、技能两项均需合格,总成绩才评定为合格。

表 4-4-2　医院违法案例分析考核试题评价标准

评价内容		分值	考核点及评分细则
职业素养与操作规范 20分		10	工作服穿戴整齐(束紧袖口),不披发、化妆和佩戴首饰得5分; 工作服洁净,双手洁净,不染指甲,不留长指甲得5分。
		10	回答问题时面带微笑,语言亲切,态度和蔼得5分; 逻辑准确,能随机应变,现场表现力较强得5分。
技能 80分	案例违法情况	30	正确说出案例违法共有两处得10分; 正确说出印章系伪造得10分; 正确说出药品是从非法渠道采购得10分。
	案例违法依据	20	正确说出案例违反的是《中华人民共和国药品管理法》得20分。
		20	正确说出案例违反的是《中华人民共和国药品管理法》第34条得20分。
		10	正确说出《中华人民共和国药品管理法》第34条内容得10分。

4-5　真假药品的识别考核　技能点编号:4-3

(1)任务描述

工作任务内容:考场现有6种特殊商品,其中5种为合格药品(罗红霉素片一盒,法莫替丁胶囊一盒,枸橼酸喷托维林片一盒、马来酸氯苯那敏片一盒、六味地黄丸一盒),1种为非药品(天然维生素E软胶囊一盒),请你在规定时间内找出非药品,能正确解释真假伪劣药品的相关管理规定,并对其中一种合格药品正确解释批准文号字母和每个数字所代表的含义。

要求:找出非药品;正确解释真假伪劣药品的相关管理规定,并对其中一种合格药品正确解释批准文号字母和每个数字所代表的含义。

提交的相关材料:非药品和测试卡。

(2)实施条件

表4-5-1 真假药品的识别考核试题实施条件

项目	基本实施条件	备注
场地	模拟药房。	必备
设备	温湿度仪1台。	选备
工具	规定范围内药品一批(含假药),测试卡。	必备
测评专家	每名考生配备1名考评员。考评员要求具备至少一年以上从事医药企业仓储与配送工作经历或药物商品实训指导经历。	必备

(3)考核时量

30分钟。

(4)评价标准

抽查项目的评价包括两个方面,总分为100分。其中,职业素养与操作规范占该项目总分的20%,技能占该项目总分的80%。职业素养与操作规范、技能两项均需合格,总成绩才评定为合格。

表4-5-2 真假药品的识别考核试题评价标准

评价内容	分值	考核点及评分细则
职业素养与操作规范 20分	10	工作服穿戴整齐(束紧袖口),不披发、化妆和佩戴首饰得5分; 工作服洁净,双手洁净,不染指甲,不留长指甲得5分。
	10	回答问题时面带微笑,语言亲切,态度和蔼得5分; 逻辑准确,能随机应变,现场表现力较强得5分。
技能 80分	药品批准文号管理规定 30	正确说出药品批准文号的发放单位得10分; 正确说出药品批准文号的组成格式得10分; 正确说明药品批准文号的有效期得10分。
	识别药品批准文号 50	正确说出抽查药品的批准文号中字母代表的意思得8分; 正确说出抽查药品的批准文号中第1、2位数字代表的意思得10分; 正确说出抽查药品的批准文号中第3、4位数字代表的意思得10分; 正确说出抽查药品的批准文号中第5、6、7、8位数字代表的意思得10分; 通过识别药品的批准文号和有效期等,鉴别抽取药品的真伪,并说明理由得12分。

4-6 真劣药品的识别考核 技能点编号:4-3

(1)任务描述

工作任务内容:考场现有6种特殊商品,其中4种为合格药品(罗红霉素片一盒,法莫替丁胶囊一盒,枸橼酸喷托维林片一盒、六味地黄丸一盒),1种为超过有效期的药品(三磷酸腺苷片一盒),1种是更改生产批号的药品(益母草片一盒),请你在规定时间内找出劣药,能正确解释真假伪劣药品的相关管理规定;并对其中一种合格药品正确解释批准文号字母和每个数字所代表的含义。

要求:找出劣药药品;正确解释真假伪劣药品的相关管理规定;并对其中一种合格药品正确解释批准文号字母和每个数字所代表的含义。

提交的相关材料:劣药药品和测试卡。

(2)实施条件

表 4-6-1　真劣药品的识别考核试题实施条件

项目	基本实施条件	备注
场地	模拟药房。	必备
设备	温湿度仪1台。	选备
工具	规定范围内药品一批(含劣药),测试卡。	必备
测评专家	每名考生配备1名考评员。考评员要求具备至少一年以上从事医药企业仓储与配送工作经历或药物商品实训指导经历。	必备

(3)考核时量

30分钟。

(4)评价标准

抽查项目的评价包括两个方面,总分为100分。其中,职业素养与操作规范占该项目总分的20%,技能占该项目总分的80%。职业素养与操作规范、技能两项均需合格,总成绩才评定为合格。

表 4-6-2　真劣药品的识别考核试题评价标准

评价内容		分值	考核点及评分细则
职业素养与操作规范 20分		10	工作服穿戴整齐(束紧袖口),不披发、化妆和佩戴首饰得5分; 工作服洁净,双手洁净,不染指甲,不留长指甲得5分。
		10	回答问题时面带微笑,语言亲切,态度和蔼得5分; 逻辑准确,能随机应变,现场表现力较强得5分。
技能 80分	药品批准文号管理规定	30	正确说出药品批准文号的发放单位得10分; 正确说出药品批准文号的组成格式得10分; 正确说明药品批准文号的有效期得10分。
	识别药品批准文号	50	正确说出抽查药品的批准文号中字母代表的意思得8分; 正确说出抽查药品的批准文号中第1、2位数字代表的意思得10分; 正确说出抽查药品的批准文号中第3、4位数字代表的意思得10分; 正确说出抽查药品的批准文号中第5、6、7、8位数字代表的意思得10分; 通过识别药品的批准文号和有效期等,鉴别抽查药品的真劣,并说明理由得12分。

4-7　液体制剂的采购与验收考核　技能点编号:4-4

(1)任务描述

工作任务内容:考场现有葡萄糖注射液5盒(25支),四物膏5瓶,玉竹膏5瓶。请你对这些新采购药品进行正确的验收,确定是否合格;并真实、准确、完整地填写下面的验收记录表。同时,考评员提问,学生口头回答药品采购的基本原则与程序和出库的基本原则与程序。

药品质量验收记录表

到货日期	品名	剂型	规格	数量	单位	供货单位	生产企业	生产批号	有效期	批准文号	注册商标	外观质量	包装质量	验收结论	验收员	备注

要求：对这些新采购药品进行正确的验收，确定是否合格；并真实、准确、完整地填写上面的验收记录表。同时，考评员提问，学生口头回答药品采购的基本原则与程序和出库的基本原则与程序。

提交的相关材料：记录表和测试卡。

(2) 实施条件

表 4-7-1　液体制剂的采购与验收考核试题实施条件

项目	基本实施条件	备注
场地	药品仓库，内置多组药品货架，通风良好。	必备
设备	温湿度仪 1 台。	选备
工具	规定范围内药品一批，药品质量验收记录表一套，药品采购证明，测试卡。	必备
测评专家	每名考生配备 1 名考评员。考评员要求具备至少一年以上从事医药企业仓储与配送工作经历或药物商品实训指导经历。	必备

(3) 考核时量

30 分钟。

(4) 评价标准

抽查项目的评价包括两个方面，总分为 100 分。其中，职业素养与操作规范占该项目总分的 20%，技能占该项目总分的 80%。职业素养与操作规范、技能两项均需合格，总成绩才评定为合格。

表 4-7-2　液体制剂的采购与验收考核试题评价标准

评价内容		分值	考核点及评分细则
职业素养与操作规范 20 分		10	工作服穿着整洁，不披发、不化浓妆和不佩戴首饰得 5 分；
			双手洁净，不染指甲，不留长指甲得 5 分；
		10	内容真实、准确、完整，字迹清晰得 5 分；
			语言亲切，态度和蔼，耐心细致得 5 分。
技能 80 分	采购	20	正确介绍药品采购的基本原则得 10 分；
			正确介绍药品采购的程序得 10 分；

续表

评价内容		分值	考核点及评分细则
技能 80分	入库 验收	45	对抽取药品进行数量验收、包装质量验收得5分； 对抽取药品进行包装标识内容验收得5分； 对抽取药品进行标签、说明书的检查得5分； 对抽取药品进行外观质量验收得10分； 确定是否合格，若不合格，说明理由得5分； 认真填写验收记录得15分(缺项或错项扣2分)。
	出库 验发	15	正确说出药品出库的基本程序得8分； 正确说出药品出库遵循的基本原则得7分。

4-8 固体制剂的采购与验收考核 技能点编号：4-4

(1)任务描述

工作任务内容：考场现有阿奇霉素分散片10盒，维生素C片10盒，奥美拉唑肠溶片5盒。请你对这些新采购药品进行正确的验收，确定是否合格；并真实、准确、完整地填写下面的验收记录表。同时，考评员提问要求学生口头回答药品采购的基本原则与程序和出库的基本原则与程序。

药品质量验收记录表

到货日期	品名	剂型	规格	数量	单位	供货单位	生产企业	生产批号	有效期	批准文号	注册商标	外观质量	包装质量	验收结论	验收员	备注

要求：对这些新采购药品进行正确的验收，确定是否合格；并真实、准确、完整地填写上面的验收记录表。同时，考评员提问，学生口头回答药品采购的基本原则与程序和出库的基本原则与程序。

提交的相关材料：记录表和测试卡。

(2)实施条件

表4-8-1 固体制剂的采购与验收考核试题实施条件

项目	基本实施条件	备注
场地	药品仓库，内置多组药品货架，通风良好。	必备
设备	温湿度仪1台。	选备
工具	规定范围内药品一批，药品质量验收记录表一套，药品采购证明，测试卡。	必备
测评专家	每名考生配备1名考评员。考评员要求具备至少一年以上从事医药企业仓储与配送工作经历或药物商品实训指导经历。	必备

(3)考核时量

30分钟。

(4)评价标准

抽查项目的评价包括两个方面,总分为100分。其中,职业素养与操作规范占该项目总分的20%,技能占该项目总分的80%。职业素养与操作规范、技能两项均需合格,总成绩才评定为合格。

表4-8-2 固体制剂的采购与验收考核试题评价标准

评价内容		分值	考核点及评分细则
职业素养与操作规范 20分		10	工作服穿着整洁,不披发、不化浓妆和不佩戴首饰得5分; 双手洁净,不染指甲,不留长指甲得5分。
		10	内容真实、准确、完整,字迹清晰得5分; 语言亲切,态度和蔼,耐心细致得5分。
技能 80分	采购	20	正确介绍药品采购的基本原则得10分; 正确介绍药品采购的程序得10分。
	入库验收	45	对抽取药品进行数量验收、包装质量验收得5分; 对抽取药品进行包装标识内容验收得5分; 对抽取药品进行标签、说明书的检查得5分; 对抽取药品进行外观质量验收得10分; 确定是否合格,若不合格,说明理由得5分; 认真填写验收记录得15分(缺项或错项扣2分)。
	出库验发	15	正确说出药品出库的基本程序得8分; 正确说出药品出库遵循的基本原则得7分。

4-9 药品的分类与陈列考核 技能点编号:4-5

(1)任务描述

工作任务内容:请你根据药品分类陈列原则,在规定时间内依据药品品种、规格、剂型,按照内科用药(包括13个小类)、外用药等标识牌正确、整齐地分类陈列50种药品(每种2~5盒)。

药品品种:马来酸氯苯那敏片、珍珠明目滴眼液、硝酸甘油片、青霉素V钾片、维生素B_2片、硝苯地平缓释片、乌鸡白凤丸、色甘酸钠气雾剂、盐酸异丙嗪片、维生素AD胶丸、阿莫西林胶囊、西咪替丁胶囊、天然维生素E软胶囊、消食片、对乙酰氨基酚片、氨苄西林胶囊、复方丹参滴丸、维生素B_1片、马应龙麝香痔疮膏、阿昔洛韦乳膏、硝酸咪康唑软膏、复方氨酚烷胺片、板蓝根颗粒、红霉素眼膏、抗病毒口服液、枸橼酸喷托维林片、西洋参含片、复方甘草片、头孢氨苄胶囊、奥美拉唑肠溶胶囊、利巴韦林颗粒、茶碱缓释片、双黄连口服液、西瓜霜润喉片、三精牌葡萄糖酸锌口服液、急支糖浆、尼莫地平片、复方醋酸地塞米松乳膏、尼群地平片、碳酸钙D_3片、阿司匹林泡腾片、维生素B_6片、氨苄西林胶囊、法莫替丁胶囊、葡萄糖酸钙口服液、盐酸苯海拉明片、甲硝唑阴道栓、布洛芬缓释胶囊、洁尔阴洗液、莫匹罗星软膏、头孢拉定片、氯霉素滴眼液。

要求:请你根据药品分类陈列原则,在规定时间内依据药品品种、规格、剂型,按照内科用药(包括13个小类)、外用药等标识牌正确、整齐地分类陈列50种药品(每种2~5盒)。

提交的相关材料:现场货架和测试卡。

(2)实施条件

表4-9-1 药品的分类与陈列考核试题实施条件

项目	基本实施条件	备注
场地	模拟药房,药房内置多组药品陈列货架,分为处方区与非处方区,药房照明通风良好。	必备
设备	温湿度仪1台,体重计1台,收银机1台。	选备
工具	规定范围内的药品一批、货架一批及药品分类标识牌一套、测试卡。	必备
测评专家	每4名考生配备1名考评员。考评员要求具备至少一年以上从事社会药店或医院药房分类管理与陈列工作经历或药学服务实训指导经历。	必备

(3)考核时量

30分钟。

(4)评价标准

抽查项目的评价包括两个方面,总分为100分。其中,职业素养与操作规范占该项目总分的20%,技能占该项目总分的80%。职业素养与操作规范、技能两项均需合格,总成绩才评定为合格。

表4-9-2 药品的分类与陈列考核试题评价标准

评价内容		分值	考核点及评分细则
职业素养与操作规范 20分		5	工作服穿戴整齐(束紧袖口)、戴工作帽得3分;
			工作服帽洁净、工作帽前面不露头发、双手洁净得2分。
		15	整齐美观。同一药品摆放在一起(前后摆放,但不得有间隙)得5分(同一药品未摆放在一起每个扣1分);
			同品名或同品种不同规格药品相临摆放,相临品种间的间隙不能过大(不超过二指距离,体积过小品种以价签距离为准)得5分(同品名或同品种不同规格药品未相邻摆放每个扣0.2分,不超过配分);
			药盒正面向前(可立放,也可平放),不能倒置,50 mL以上的液体剂型应立放,不能卧放得5分(正面未向前每个扣0.2分,倒置每个扣0.2分,不超过配分)。
技能 80分	分类陈列	25	区域摆放正确。药品与非药品分开、内服药与外用药分开、处方药与非处方药分开;需冷藏的药品与其他药分开区域,特殊管理药品单独区域摆放,拆零药品单独区域摆放得25分(区域混淆,每错摆一药扣1分,不超过配分)。
		55	按分类标识牌正确摆放药品得40分(每错摆1种药品扣1.5分,不超过配分);
			易混淆药品应分隔摆放,同一类别的化学药和中成药须相对集中陈列,得5分(每错摆1种药品扣0.2分,不超过配分);
			按剂型、性质、效期等分类正确摆放得10分(每错摆1种药品扣0.5分,不超过配分)。

4-10 药品的分类与整理考核 技能点编号:4-5

(1)任务描述

工作任务内容:考场有 50 种药品(每种 2~5 盒),已经大致按照药品分类陈列的原则进行了陈列,但是由于陈列者的疏忽,导致有些药品没有正确陈列。请你根据药品分类陈列原则,在规定时间内依据药品品种、规格、剂型,按照内科用药(包括 13 个小类)、外用药等标识牌将陈列位置错误的药品整理正确。

药品品种:马来酸氯苯那敏片、珍珠明目滴眼液、硝酸甘油片、青霉素 V 钾片、维生素 B_2 片、硝苯地平缓释片、乌鸡白凤丸、色甘酸钠气雾剂、盐酸异丙嗪片、维生素 AD 胶丸、阿莫西林胶囊、西咪替丁胶囊、天然维生素 E 软胶囊、消食片、对乙酰氨基酚片、氨苄西林胶囊、复方丹参滴丸、维生素 B_1 片、马应龙麝香痔疮膏、阿昔洛韦乳膏、硝酸咪康唑软膏、复方氨酚烷胺片、板蓝根颗粒、红霉素眼膏、抗病毒口服液、枸橼酸喷托维林片、西洋参含片、复方甘草片、头孢氨苄胶囊、奥美拉唑肠溶胶囊、利巴韦林颗粒、茶碱缓释片、双黄连口服液、西瓜霜润喉片、三精牌葡萄糖酸锌口服液、急支糖浆、尼莫地平片、复方醋酸地塞米松乳膏、尼群地平片、碳酸钙 D_3 片、阿司匹林泡腾片、维生素 B_6 片、氨苄西林胶囊、法莫替丁胶囊、葡萄糖酸钙口服液、盐酸苯海拉明片、甲硝唑阴道栓、布洛芬缓释胶囊、洁尔阴洗液、莫匹罗星软膏、头孢拉定片、氯霉素滴眼液。

要求:请你根据药品分类陈列原则,在规定时间内依据药品品种、规格、剂型,按照内科用药(包括 13 个小类)、外用药等标识牌将错误的药品陈列正确。

提交的相关材料:现场货架和测试卡。

(2)实施条件

表 4-10-1 药品的分类与陈列考核试题实施条件

项目	基本实施条件	备注
场地	模拟药房,药房内置多组药品陈列货架,分为处方区与非处方区,药房照明通风良好。	必备
设备	温湿度仪 1 台,体重计 1 台,收银机 1 台。	选备
工具	规定范围内的药品一批、货架一批及药品分类标识牌一套、测试卡。	必备
测评专家	每 4 名考生配备 1 名考评员。考评员要求具备至少一年以上从事社会药店或医院药房分类管理与陈列工作经历或药学服务实训指导经历。	必备

(3)考核时量

30 分钟。

(4)评价标准

抽查项目的评价包括两个方面,总分为 100 分。其中,职业素养与操作规范占该项目总分的 20%,技能占该项目总分的 80%。职业素养与操作规范、技能两项均需合格,总成绩才评定为合格。

表 4-10-2　药品的分类与整理考核试题评价标准

评价内容		分值	考核点及评分细则
职业素养与操作规范 20分		5	工作服穿戴整齐(束紧袖口)、戴工作帽得3分； 工作服帽洁净、工作帽前面不露头发、双手洁净得2分。
		15	整齐美观。同一药品摆放在一起(前后摆放,但不得有间隙)得5分(同一药品未摆放在一起每个扣1分)；
			同品名或同品种不同规格药品相临摆放,相临品种间的间隙不能过大(不超过二指距离,体积过小品种以价签距离为准)得5分(同品名或同品种不同规格药品未相临摆放每个扣0.2分,不超过配分)；
			药盒正面向前(可立放,也可平放),不能倒置,50 mL以上的液体剂型应立放,不能卧放得5分(正面未向前每个扣0.2分,倒置每个扣0.2分,不超过配分)。
技能 80分	分类陈列	25	区域摆放正确。药品与非药品分开、内服药与外用药分开、处方药与非处方药分开；需冷藏的药品与其他药品分开区域,特殊管理药品单独区域摆放,拆零药品单独区域摆放得25分(区域混淆,每错摆一药扣1分,不超过配分)。
		55	按分类标识牌正确摆放药品得40分(每错摆1种药品扣1.5分,不超过配分)；
			易混淆药品应分隔摆放,同一类别的化学药和中成药须相对集中陈列得5分(每错摆1种药品扣0.2分,不超过配分)；
			按剂型、性质、效期等分类正确摆放得10分(每错摆1种扣0.5分,不超过配分)。

4-11　化学药品的保管与养护考核　技能点编号:4-6

(1)任务描述

工作任务内容:请你在规定的时间内,根据药品的剂型、理化性质等特点,回答随机抽取的2种化学药品(阿司匹林泡腾片一盒,维生素C片一盒)的仓储保管条件和养护原则。内容包括:药品的仓储条件、药库色标管理,储存的"五距",分类储存的原则,储存过程中质量变化规律,在库检查方法、检查内容及要求,在库养护方法,正确记录温湿度等。

要求:根据药品的剂型、理化性质等特点,回答药品的仓储保管条件和养护原则。包括:药品的仓储条件、药库色标管理,储存的"五距",分类储存的原则,储存过程中质量变化规律,在库检查方法、检查内容及要求,在库养护方法,正确记录温湿度等。

提交的相关材料:温湿度记录表和测试卡。

(2)实施条件

表 4-11-1　化学药品的保管与养护考核试题实施条件

项目	基本实施条件	备注
场地	药品仓库一间,内置多组药品货架,通风良好。	必备
设备	温湿度仪1台。	选备
工具	规定范围内药品一批、货架一批、温湿度记录表、测试卡。	必备
测评专家	每名考生配备1名考评员。考评员要求具备至少一年以上从事医药企业仓储与配送工作经历或药物商品实训指导经历。	必备

(3)考核时量

30分钟。

(4)评价标准

抽查项目的评价包括两个方面,总分为 100 分。其中,职业素养与操作规范占该项目总分的 20%,技能占该项目总分的 80%。职业素养与操作规范、技能两项均需合格,总成绩才评定为合格。

表 4-11-2 化学药品的保管与养护考核试题评价标准

评价内容		分值	考核点及评分细则
职业素养与操作规范 20 分		10	工作服穿着整洁,不披发、化妆和佩戴首饰得 5 分; 双手洁净,不染指甲,不留长指甲得 5 分。
		10	语言亲切,态度和蔼,逻辑准确得 10 分。
技能 80 分	分类储存	50	正确说出药库色标管理得 8 分; 正确说出药品储存的"五距"得 10 分(缺一项扣 2 分); 正确说出药品分类储存的原则(按药品属性、储存条件等)得 10 分; 正确说出抽取药品剂型特点得 6 分; 正确说出抽取药品在储存过程中质量变化规律得 6 分; 正确说出抽取药品的储存条件得 10 分。
	在库养护	30	正确说出药品的在库检查方法、检查内容及要求得 10 分; 正确记录温湿度得 8 分; 根据抽取药品的特点与仓储条件说出抽取药品的养护方法得 12 分。

4-12 中药饮片的保管与养护考核　技能点编号:4-6

(1)任务描述

工作任务内容:请你在规定的时间内,根据中药饮片的特性,回答随机抽取的 2 种中药饮片(当归饮片一包,黄芩饮片一包)的仓储保管条件和养护原则。内容包括:饮片的仓储条件、药库色标管理、储存的"五距"、分类储存的原则、储存过程中质量变化规律、在库检查方法、检查内容及要求、在库养护方法、正确记录温湿度等。

要求:根据中药饮片的特性,回答药品的仓储保管条件和养护原则。包括:药品的仓储条件、药库色标管理、储存的"五距"、分类储存的原则、储存过程中质量变化规律、在库检查方法、检查内容及要求、在库养护方法、正确记录温湿度等。

提交的相关材料:温湿度记录表和测试卡。

(2)实施条件

表 4-12-1 中药饮片的保管与养护考核试题实施条件

项目	基本实施条件	备注
场地	药品仓库一间,内置多组药品货架,通风良好。	必备
设备	温湿度仪 1 台。	选备
工具	规定范围内中药饮片一批,货架一批,温湿度记录表、测试卡。	必备
测评专家	每名考生配备 1 名考评员。考评员要求具备至少一年以上从事医药企业仓储与配送工作经历或药物商品实训指导经历。	必备

(3)考核时量

30 分钟。

(4)评价标准

抽查项目的评价包括两个方面,总分为100分。其中,职业素养与操作规范占该项目总分的20%,技能占该项目总分的80%。职业素养与操作规范、技能两项均需合格,总成绩才评定为合格。

表4-12-2 中药饮片的保管与养护考核试题评价标准

评价内容		分值	考核点及评分细则
职业素养与操作规范 20分		10	工作服穿着整洁,不披发、化妆和佩戴首饰得5分; 双手洁净,不染指甲,不留长指甲得5分。
		10	语言亲切,态度和蔼,逻辑准确得10分。
技能 80分	分类储存	50	正确说出药库色标管理得8分; 正确说出饮片储存的"五距"得10分(缺一项扣2分); 正确说出饮片分类储存的原则(按饮片特点、储存条件等)得10分; 正确说出抽取饮片特点得6分; 正确说出抽取饮片在储存过程中质量变化规律得6分; 正确说出抽取饮片的储存条件得10分。
	在库养护	30	正确说出饮片的在库检查方法、检查内容及要求得10分; 正确记录温湿度得8分; 根据抽取饮片的特性与仓储条件说出抽取饮片的养护方法得12分。

4-13 药品的POP广告设计考核 技能点编号:4-7

(1)任务描述

工作任务内容:某药品经营企业计划重点宣传维生素E胶丸,请你运用POP广告设计的相关知识,设计一份POP广告。

要求:广告结构完整,内容充实,科学,符合促销宣传的需要;文字通俗易懂、简洁,紧扣主题,有趣味性;画面生动活泼,有吸引力。

提交的相关材料:平面广告设计稿。

(2)实施条件

表4-13-1 药品的POP广告设计考核试题实施条件

项目	基本实施条件	备注
场地	50平方米的电脑教室一间。	必备
工具	药品一批、四开白纸、素描纸一套和铅笔、水彩笔一套。	必备
测评专家	每位考生配备1名药品营销考评员。考评员要求具备至少一年以上从事药品营销工作经历或为国家职业技能鉴定考评员。	必备

(3)考核时量

30分钟。

(4)评价标准

抽查项目的评价包括两个方面,总分为100分。其中,职业素养与操作规范占该项目总分的20%,技能占该项目总分的80%。职业素养与操作规范、技能两项均需合格,总成绩才评定为合格。

表 4-13-2　药品的 POP 广告设计考核试题评价标准

评价内容		分值	考核点及评分细则
职业素养与操作规范		5	服装整洁、体态端庄大方、面带微笑、给人以亲切感得 5 分。
		10	普通话标准、语言明晰、逻辑准确、肢体语言恰当得 10 分。
		5	善于沟通、条理清楚得 5 分。
技能 80 分	整体设计	30	整体设计美观大方得 10 分； 主题思想突出，图文并茂得 20 分。
	文案	30	广告语有创意得 10 分； 对整体广告思想表达完整得 10 分； 与所设计的广告图案吻合得 10 分。
	图案	20	有表达广告含义的图案得 10 分； 图案颜色选择恰当得 10 分。

4-14　药店的促销活动广告设计考核　技能点编号：4-7

(1) 任务描述

工作任务内容：某药品零售连锁企业计划在各连锁门店举行冬季"买赠"促销活动，请你运用促销活动广告设计的相关知识，设计一份促销海报。

要求：海报结构完整，内容充实、科学，符合促销宣传的需要，体现梯次促销的特点；文字通俗易懂、简洁，紧扣主题，有趣味性；画面生动活泼，有吸引力。

提交的相关材料：平面广告设计稿。

(2) 实施条件

表 4-14-1　药店的促销活动广告设计考核试题实施条件

项目	基本实施条件	备注
场地	50 平方米的电脑教室一间。	必备
工具	药品一批、四开白纸、素描纸一套和铅笔、水彩笔一套。	必备
测评专家	每位考生配备 1 名药品营销考评员。考评员要求具备至少一年以上从事药品营销工作经历或为国家职业技能鉴定考评员。	必备

(3) 考核时量

30 分钟。

(4) 评价标准

抽查项目的评价包括两个方面，总分为 100 分。其中，职业素养与操作规范占该项目总分的 20%，技能占该项目总分的 80%。职业素养与操作规范、技能两项均需合格，总成绩才评定为合格。

表 4-14-2 药店的促销活动广告设计考核试题评价标准

评价内容		分值	考核点及评分细则
职业素养与操作规范		5	服装整洁、体态端庄大方、面带微笑、给人以亲切感得 5 分。
		10	普通话标准、语言明晰、逻辑准确、肢体语言恰当得 10 分。
		5	善于沟通、条理清楚得 5 分。
技能 80 分	整体设计	30	整体设计美观大方得 10 分； 主题思想突出，图文并茂得 20 分。
	文案	30	海报文字有创意得 10 分； 对整体促销思想表达完整得 10 分； 与所设计的海报图案吻合得 10 分。
	图案	20	有表达促销含义的图案得 10 分； 图案颜色选择恰当得 10 分。

4-15 药品销售接近的技巧考核　技能点编号：4-8

(1)任务描述

工作任务内容：根据如下的完整销售过程，试述药品销售技巧的范围，以及销售接近、销售洽谈、销售成交的原则与注意事项。并根据以下销售过程，分析销售接近的技巧。

销售员："经理您好，我是一力制药的业务员张康，我带来了一种治疗感冒的新药，耽误您一点时间，请您看一下，是这种。"

药店经理："治疗感冒的药？我们不要。"

销售员："这么说，您的药店已经有了治疗病毒性感冒的药？"

药店经理："已经有了很多种了。有安安制药生产的，有……"

销售员："可真不少，看来您对药品一定是内行，为了病人，您想得可真周到啊！"

药店经理："实在没有办法，周围还有几家药店，为了能站得住脚，也只能如此。药的品种尽量全，价格尽量低。"

销售员："您真不容易，不过，我今天带来的治疗感冒的药品是新药，在其他地区病人反映疗效很好，由于利润比其他感冒药高，所以许多药店也比较乐意接受。"

药店经理："其他地区销售情况不错吗？"

销售员："确实不错。您看，这是××地区××药店这个月的订单。在这附近，如果您能试用的话，其他药店我就不去了。"

药店经理："我试试吧，多少钱？"

销售员："这是价目表，请您过目。如果销量大的话，我们公司还给予一定的优惠，这是……"

药店经理："好，那就先要两件吧。"

销售员："太好了。以后需要什么，可以随时和我联系，这是我的名片。"

药店经理："好，有什么新品种，咱们多联系，这是我的名片。"

……

要求：试分析药品销售技巧的范围，以及销售接近、销售洽谈、销售成交的原则与注意事项。并根据案例销售过程，分析销售接近的技巧。

提交的相关材料:案例分析报告。

(2)实施条件

表 4-15-1　药品销售接近的技巧考核试题实施条件

项目	基本实施条件	备注
场地	50平方米以上的药品营销室一间。	必备
工具	案例及报告纸数份。	必备
测评专家	每名考生配备1名考评员。考评员要求具备至少一年以上从事药品营销工作经历或为国家职业技能鉴定考评员。	必备

(3)考核时量

30分钟。

(4)评价标准

抽查项目的评价包括两个方面,总分为100分。其中,职业素养与操作规范占该项目总分的20%,技能占该项目总分的80%。职业素养与操作规范、技能两项均需合格,总成绩才评定为合格。

表 4-15-2　药品销售接近的技巧考核试题评价标准

评价内容		分值	考核点及评分细则
职业素养与操作规范		20	服装整洁、体态端庄大方、面带微笑、给人以亲切感得5分; 普通话标准、语言简洁、准确、生动,语速适中得10分; 条理清楚,有追求高效率、低成本的理念得5分。
技能80分	销售技巧分析	40	正确答出药品销售技巧的范围得10分; 正确分析出销售接近的注意事项得10分; 正确分析出销售洽谈的注意事项得10分; 正确分析出销售成交的注意事项得10分。
	销售接近(成交)的分析	40	正确答出药品销售接近选择的原则得10分; 正确答出该案例的销售接近的方法得30分。

4-16　药品销售成交的技巧考核　技能点编号:4-8

(1)任务描述

工作任务内容:根据如下的完整销售过程,试述药品销售技巧的范围,以及销售接近、销售洽谈、销售成交的原则与注意事项。并根据以下销售过程,分析销售成交的技巧。

销售员:"经理您好,我是一力制药的业务员张康,我带来了一种治疗感冒的新药,耽误您一点时间,请您看一下,是这种。"

药店经理:"治疗感冒的药? 我们不要。"

销售员:"这么说,您的药店已经有了治疗病毒性感冒的药?"

药店经理:"已经有了很多种了。有安安制药生产的,有……"

销售员:"可真不少,看来您对药品一定是内行,为了病人,您想得可真周到啊!"

药店经理:"实在没有办法,周围还有几家药店,为了能站得住脚,也只能如此。药的品种尽量全,价格尽量低。"

销售员:"您真不容易,不过,我今天带来的治疗感冒的药品是新药,在其他地区病人反映疗效很好,由于利润比其他感冒药高,所以许多药店也比较乐意接受。"

药店经理:"其他地区销售情况不错吗?"

销售员:"确实不错。您看,这是××地区××药店这个月的订单。在这附近,如果您能试用的话,其他药店我就不去了。"

药店经理:"我试试吧,多少钱?"

销售员:"这是价目表,请您过目。如果销量大的话,我们公司还给予一定的优惠,这是……"

药店经理:"好,那就先要两件吧。"

销售员:"太好了。以后需要什么,可以随时和我联系,这是我的名片。"

药店经理:"好,有什么新品种,咱们多联系,这是我的名片。"

……

要求:试分析药品销售技巧的范围,以及销售接近、销售洽谈、销售成交的原则与注意事项。并根据案例销售过程,分析销售成交的技巧。

提交的相关材料:案例分析报告。

(2)实施条件

表 4-16-1 药品销售成交的技巧考核试题实施条件

项目	基本实施条件	备注
场地	50平方米以上的药品营销室一间。	必备
工具	案例及报告纸数份。	必备
测评专家	每名考生配备1名考评员。考评员要求具备至少一年以上从事药品营销工作经历或为国家职业技能鉴定考评员。	必备

(3)考核时量

30分钟。

(4)评价标准

抽查项目的评价包括两个方面,总分为100分。其中,职业素养与操作规范占该项目总分的20%,技能占该项目总分的80%。职业素养与操作规范、技能两项均需合格,总成绩才评定为合格。

表 4-16-2 药品销售成交的技巧考核试题评价标准

评价内容	分值	考核点及评分细则
职业素养与操作规范	20	服装整洁、体态端庄大方、面带微笑、给人以亲切感得5分; 普通话标准、语言简洁、准确、生动,语速适中得10分; 条理清楚,有追求高效率、低成本的理念得5分。

续表

评价内容		分值	考核点及评分细则
技能80分	销售技巧分析	40	正确答出药品销售技巧的范围得10分； 正确分析出销售接近的注意事项得10分； 正确分析出销售洽谈的注意事项得10分； 正确分析出销售成交的注意事项得10分
	销售接近（成交）的分析	40	正确答出药品销售成交选择的原则得10分； 正确答出该案例的销售成交的方法得30分

4-17 药品的经济效益分析考核 技能点编号：4-9

(1)任务描述

工作任务内容：请你根据给出的药品生产、销售和管理的相关数据分析下列药品为企业创造的年纯利润。(利用提供的条件，在测试卡上分步计算出销售收入、制造成本、期间费用、国家税金、企业所得税和企业纯利润。)

六味地黄丸是一个企业自主定价的药品，假如目前的年总产量为500万盒，年销售量为480万盒，单位药品制造成本为5元/盒，销售费用为2元/盒，管理费用分摊为1元/盒，财务费用为0.5元/盒，含税出厂价为13.8元/盒，增值税税负为10%，所得税税率为25%。

要求：根据以上数据分析该产品为企业创造的年纯利润。

提交的相关材料：案例分析报告。

(2)实施条件

表4-17-1 药品的经济效益分析考核试题实施条件

项目	基本实施条件	备注
场地	50平方米以上的药品营销室一间。	必备
工具	案例及报告纸数份。	必备
测评专家	每名考生配备1名考评员。考评员要求具备至少一年以上从事药品营销工作经历或管理会计工作经历。	必备

(3)考核时量

30分钟。

(4)评价标准

抽查项目的评价包括两个方面，总分为100分。其中，职业素养与操作规范占该项目总分的20%，技能占该项目总分的80%。职业素养与操作规范、技能两项均需合格，总成绩才评定为合格。

表4-17-2 药品的经济效益分析考核试题评价标准

评价内容	分值	考核点及评分细则
职业素养与操作规范	20	服装整洁、体态端庄大方、面带微笑，给人以亲切感得5分； 普通话标准、语言简洁、准确、生动，语速适中得10分； 条理清楚、有追求高效率、低成本的理念得5分

续表

评价内容		分值	考核点及评分细则
技能 80分	销售收入	10	列出计算公式:销售收入=销售数量×出厂价,得5分; 计算准确得5分。
	国家税金	10	列出计算公式:国家税金=销售收入×税负,得5分; 计算准确得5分。
	制造成本	10	列出计算公式:制造成本=销售数量×单位成本,得5分; 计算准确得5分。
	期间费用	30	列出计算公式:销售费用=销售数量×单位销售费用,得5分; 计算准确得5分; 列出计算公式:管理费用=销售数量×单位管理费用,得5分; 计算准确得5分; 列出计算公式:财务费用=销售数量×单位财务费用,得5分; 计算准确得5分。
	企业所得税	10	列出计算公式:企业所得税=企业利润×税率,得5分; 计算准确得5分。
	企业净利润	10	列出计算公式:企业净利润=销售收入−国家税金−制造成本−期间费用−所得税,得5分; 计算准确得5分。

4-18 药品经营企业的经济效益分析考核 技能点编号:4-9

(1)任务描述

工作任务内容:请你根据给出的药品经营企业采购、销售和管理的相关数据,分析药品经营企业在一个财务年度内获取的纯利润。(利用提供的条件,在测试卡上分步计算出销售收入、采购成本、期间费用、国家税金、企业所得税和企业纯利润。)

湖南神州药业有限公司是一个年销售收入30 000万元的药品经营企业。其中:化学药品的销售收入10 000万元,中成药的销售收入18 000万元,中药饮片的销售收入2 000万元。化学药品的采购成本为8 000万元,中成药的采购成本为12 000万元,中药饮片的采购成本为1 000万元。如果该企业的销售费用为5 000万元,管理费用为1 000万元,财务费用为300万元,增值税税负为6%,所得税税率为25%。

要求:根据以上数据分析企业年实现的纯利润。

提交的相关材料:案例分析报告。

(2)实施条件

表4-18-1 药品经营企业的经济效益分析考核试题实施条件

项目	基本实施条件	备注
场地	50平方米以上的药品营销室一间。	必备
工具	案例及报告纸数份。	必备
测评专家	每名考生配备1名考评员。考评员要求具备至少一年以上从事药品营销工作经历或管理会计工作经历。	必备

(3)考核时量

30分钟。

(4)评价标准

抽查项目的评价包括两个方面,总分为100分。其中,职业素养与操作规范占该项目总分的20%,技能占该项目总分的80%。职业素养与操作规范、技能两项均需合格,总成绩才评定为合格。

表4-18-2 药品经营企业的经济效益分析考核试题评价标准

评价内容		分值	考核点及评分细则
职业素养与操作规范		20	服装整洁、体态端庄大方、面带微笑、给人以亲切感得5分; 普通话标准、语言简洁、准确、生动,语速适中得10分; 条理清楚、有追求高效率、低成本的理念得5分。
技能80分	销售收入	10	列出计算公式:销售收入=销售数量×出厂价,得5分; 计算准确得5分。
	国家税金	10	列出计算公式:国家税金=销售收入×税负,得5分; 计算准确得5分。
	采购成本	10	列出计算公式:采购成本=销售数量×采购价格,得5分; 计算准确得5分。
	期间费用	30	列出计算公式:销售费用=销售数量×单位销售费用,得5分; 计算准确得5分。 列出计算公式:管理费用=销售数量×单位管理费用,得5分; 计算准确得5分。 列出计算公式:财务费用=销售数量×单位财务费用,得5分; 计算准确得5分。
	企业所得税	10	列出计算公式:企业所得税=企业利润×税率,得5分; 计算准确得5分。
	企业净利润	10	列出计算公式:企业净利润=销售收入-国家税金-制造成本-期间费用-所得税,得5分; 计算准确得5分。

4-19 药品招投标定价策略分析考核   技能点编号:4-10

(1)任务描述

工作任务内容:美国企业家雷思诺2005年看准艾滋病药物市场,对药品爱思塔研发投产后,快速上市推入市场。定价为12.5美元/盒,而其成本只有0.8美元/盒。短短半年时间,就获得了156万美元的税后利润。根据案例,说明该案例所用的定价策略和该策略的优缺点。

要求:说明该案例所用的定价策略和该策略的优缺点。

提交的相关材料:案例分析报告。

(2)实施条件

表4-19-1 药品招投标定价策略分析考核试题实施条件

项目	基本实施条件	备注
场地	50平方米以上的药品营销室一间。	必备
工具	案例及报告纸数份。	必备
测评专家	每名考生配备1名考评员。考评员要求具备至少一年以上从事药品营销工作经历。	必备

（3）考核时量

30分钟。

（4）评价标准

抽查项目的评价包括两个方面，总分为100分。其中，职业素养与操作规范占该项目总分的20%，技能占该项目总分的80%。职业素养与操作规范、技能两项均需合格，总成绩评定为合格。

表4-19-2　药品招投标定价策略分析考核试题评价标准

评价内容		分值	考核点及评分细则
职业素养与操作规范 20分		10	工作服穿着整洁（束紧袖口），不披发、化妆和佩戴首饰，双手洁净，不染指甲，不留长指甲得10分
		10	回答问题时面带微笑，语言亲切，态度和蔼，逻辑准确得10分
技能 80分	定价所用策略	20	能正确指出案例定价所用的策略是撇脂定价策略或高价厚利策略得20分
	定价策略优点	10	能正确指出所用策略的优点是短期内获取大量利润得10分
		10	能正确指出所用策略的优点是树立高档药品形象，刺激消费者购买得10分
		10	能正确指出所用策略的优点是可主动降价，增强自身竞争能力得10分
	定价策略缺点	10	能正确指出所用策略的缺点是开拓市场难度大得10分
		10	能正确指出所用策略的缺点是影响销售量增加得10分
		10	能正确指出所用策略的缺点是易被竞争者发现而一拥而上得10分

4-20　药品招投标定价策略分析考核　技能点编号：4-10

（1）任务描述

工作任务内容：2002年，美国的麦考斯克公司通过技术改造，降低成本，将药品马昂斯塔的价格降到12.5美元/盒，而同时期，其他药品生产企业的同类产品价格售价为40美元/盒，这样一来，公司就迅速占领了市场，取得了竞争优势地位。根据案例，说明该案例所用的定价策略和该策略的优缺点。

要求：说明该案例所用的定价策略和该策略的优缺点。

提交的相关材料：案例分析报告。

（2）实施条件

表4-20-1　药品招投标定价策略分析考核试题实施条件

项目	基本实施条件	备注
场地	50平方米以上的药品营销室一间	必备
工具	案例及报告纸数份	必备
测评专家	每名考生配备1名考评员。考评员要求具备至少一年以上从事药品营销工作经历	必备

（3）考核时量

30分钟。

（4）评价标准

抽查项目的评价包括两个方面,总分为 100 分。其中,职业素养与操作规范占该项目总分的 20%,技能占该项目总分的 80%。职业素养与操作规范、技能两项均需合格,总成绩才评定为合格。

表 4-20-2 药品招投标定价策略分析考核试题评价标准

评价内容		分值	考核点及评分细则
职业素养与操作规范 20 分		10	工作服穿着整洁(束紧袖口),不披发、化妆和佩戴首饰,双手洁净,不染指甲,不留长指甲得 10 分。
		10	回答问题时面带微笑,语言亲切,态度和蔼,逻辑准确得 10 分。
技能 80 分	定价所用策略	20	能正确指出案例定价所用的策略是撇脂定价策略或高价厚利策略得 20 分。
	定价策略优点	10	能正确指出所用策略的优点是以"价廉物美"的感觉迎合消费者求实、求美的心态得 10 分。
		10	能正确指出所用策略的优点是"薄利多销"同样可以取得良好利润得 10 分。
		10	能正确指出所用策略的优点是麻痹竞争对手,有利于长期占领市场得 10 分。
	定价策略缺点	10	能正确指出所用策略的缺点是再降价空间小,被迫提价引起消费者不满得 10 分。
		10	能正确指出所用策略的缺点是投资回收慢,资金积累不足,风险较大得 10 分。
		10	能正确指出所用策略的缺点是过低的价格,可能影响企业形象或引起消费者误解得 10 分。

4-21 药品购销合同的签订考核 技能点编号:4-11

(1)任务描述

工作任务内容:请你根据药品购销经济法规和《合同法》的相关规定,结合现场提供的药品信息代表销售方填写药品购销合同。能根据情况约定相关合同条款;文字、数字填写规范,大小写准确、合理。

单位或医药公司信息:湖南运通医药有限公司(单位地址:长沙岳麓山开发区阳光大道356 号;法定代表人:刘封;委托代理人:谈严;电话 13807316688;公司开户行:中国工商银行岳麓区支行麓谷分理处;账号为 680788889056326;邮编:410006)。湖南神州制药有限公司(单位地址:常德德山开发区德山大道 152 号;法定代表人:龙湘;委托代理人:金严;电话13807426341;公司开户行:中国工商银行德山支行,账号为 380543689075879;邮编:415000)。

采购药物:补中益气丸 10 000 瓶,规格为 200 粒/瓶,价格为 5.8 元/瓶;六味地黄丸10 000 瓶,规格为 200 粒/瓶,价格为 7 元/瓶;阿莫西林胶囊 6 000 盒,规格为 24 粒/盒,价格为 3 元/盒;氨苄西林胶囊 3 000 盒,规格为 24 粒/盒,价格为 3.5 元/盒。

要求:根据药品购销经济法规和《合同法》的相关规定,结合现场提供的药品信息代表销售方填写药品购销合同。能根据情况约定相关合同条款,文字、数字填写规范,大小写准确、合理。

提交的相关材料:合同书。

(2)实施条件

表 4-21-1　药品购销合同的签订考核试题实施条件

项目	基本实施条件	备注
场地	50平方米的电脑教室一间。	必备
工具	三种格式合同若干,复写纸一盒,案例一份,铅笔、蓝黑签字笔各一支。	必备
测评专家	每位考生配备1名药品营销考评员。考评员要求具备至少一年以上从事药品营销工作经历或为国家职业技能鉴定考评员。	必备

(3)考核时量

30分钟。

(4)评价标准

抽查项目的评价包括两个方面,总分为100分。其中,职业素养与操作规范占该项目总分的20%,技能占该项目总分的80%。职业素养与操作规范、技能两项均需合格,总成绩才评定为合格。

表 4-21-2　药品购销合同的签订考核试题评价标准

评价内容		分值	考核点及评分细则
职业素养与操作规范		5	服装整洁、体态端庄大方、面带微笑、给人以亲切感得5分;
		10	普通话标准、语言明晰、逻辑准确、肢体语言恰当得10分;
		5	善于沟通、条理清楚得5分。
技能 80分	开头	10	审查购销双方资格得5分; 认真填写购销双方单位名称得5分(缺项或错别字扣1分)。
	正文	50	认真填写相关信息得45分。涂改未作相关处理,每处扣3分,随意增加项目或变更内容,每处扣5分; 大小写使用恰当得5分。
	结尾	20	填写资格认证意见得10分; 填写签字主体的相关信息得10分。

附:合同文本

药品购销合同(文本格式一)

合同编号:

供方:　　签订时间:　年　月　日

需方:　　签订地点:

一、药品品名、产地、规格及包装、单位、数量、单价、金额及交(提)货时间

药品品名	产地	规格及包装	单位	数量	单价	金额	交货(提)时间

二、质量要求:

三、验收方式及提出异议期限：

四、运输方式、到达港站及费用负担：

五、结算方式及期限：

六、违约责任：

七、解决合同纠纷方式：

八、其他约定事项：

对供方资格的认证意见： ×经办人：认证部门(章) ×年 月 日	对需方资格的认证意见： ×经办人：认证部门(章) ×年 月 日	
供方 ×单位名称(章) ×单位地址： ×法定代表人： ×委托代理人： ×电话： ×邮编： ×开户银行： ×账号：	需方 ×单位名称(章) ×单位地址： ×法定代表人： ×委托代理人： ×电话： ×邮编： ×开户银行： ×账号：	×鉴(公)证意见： × × ×经办人： ×监(公)证机关(章) ×年 月 日 ×注：除国家另有规定外，鉴(公)证实行自愿原则。

有效期限：　年　月　日至　　年　月　日

4-22　药品招标购销合同的签订考核　技能点编号：4-11

(1)任务描述

工作任务内容：请你根据药品购销经济法规和《合同法》的相关规定，结合现场提供的药品信息代表销售方填写药品购销合同。能根据情况约定相关合同条款；文字、数字填写规范，大小写准确、合理。

单位信息：湖南同济医院(单位地址：长沙雨花区香樟路 36 号；法定代表人：张祥；委托代理人：严福；电话 13907313333；公司开户行：中国工商银行雨花区支行香樟分理处，账号为 680733339357246；邮编：410000)。湖南中原医药有限公司(单位地址：长沙雨花区韶山路 483 号；法定代表人：鲁银；委托代理人：朱惠；电话 13673183583；公司开户行：中国工商银行雨花区支行铁道分理处，账号为 680755559057367；邮编：410000)。

采购国家基本药物：九芝堂六味地黄丸 100 瓶，规格为 200 粒/瓶，价格为 9 元/瓶；哈药集团生产的阿莫西林胶囊 60 盒，规格为 24 粒/盒，价格为 3.8 元/盒；南京白敬宇金霉素眼膏 300 支，规格为 2 克/支，价格为 0.5 元/支。

要求：根据药品购销经济法规和《合同法》的相关规定，结合现场提供的药品信息代表销售方填写药品购销合同。能根据情况约定相关合同条款；文字、数字填写规范，大小写准确、合理。

提交的相关材料：合同书。

(2)实施条件

表 4-22-1　药品招标采购合同的签订考核试题实施条件

项目	基本实施条件	备注
场地	50 平方米的电脑教室一间。	必备
工具	三种格式合同若干,复写纸一盒,案例一份,铅笔、蓝黑签字笔各一支。	必备
测评专家	每位考生配备 1 名药品营销考评员。考评员要求具备至少一年以上从事药品营销工作经历或为国家职业技能鉴定考评员。	必备

(3)考核时量

30 分钟。

(4)评价标准

抽查项目的评价包括两个方面,总分为 100 分。其中,职业素养与操作规范占该项目总分的 20%,技能占该项目总分的 80%。职业素养与操作规范、技能两项均需合格,总成绩才评定为合格。

表 4-22-2　药品招标采购合同的签订考核试题评价标准

评价内容		分值	考核点及评分细则
职业素养与操作规范		5	服装整洁、体态端庄大方、面带微笑、给人以亲切感得 5 分;
		10	普通话标准、语言明晰、逻辑准确、肢体语言恰当得 10 分;
		5	善于沟通、条理清楚得 5 分。
技能 80 分	开头	10	审查购销双方资格得 5 分; 认真填写购销双方单位名称得 5 分(缺项或错别字扣 1 分)。
	正文	50	认真填写相关信息得 45 分。涂改未作相关处理,每处扣 3 分,随意增加项目或变更内容,每处扣 5 分; 大小写使用恰当得 5 分。
	结尾	20	填写资格认证意见得 10 分; 填写签字主体的相关信息得 10 分。

附:合同文本

药品招标购销合同(文本格式一)

2013 年××省××市医疗机构药品集中招标采购药品购销合同

本合同于××年××月××日由甲方和乙方(投标人名称)(以下简称"投标人")按下述条款和条件签署。

鉴于医疗机构为获得以下药品和伴随服务而进行集中招标采购,并接受了投标人对上述药品的投标(详见投标报价表)。本合同在此声明如下。

1. 本合同中的词语和术语的含义与通用合同条款中定义相同。

2. 下述文件是本合同的一部分,并与本合同一起阅读和解释。

(1)投标人提交的投标函和投标报价表。

(2)药品需求一览表。

(3)通用合同条款及前附表。

(4)中标通知书。

3. 投标人在此保证将全部按照合同的规定向医疗机构提供药品和伴随服务,并修补缺陷。

4. 合同所涉及的药品详见附表。

5. 本合同有效期一年。合同期内,如遇国家规定或新的文件决议,按国家规定和新的文件决议执行。

6. 此合同一式四份,市药品、医疗器械(耗材)集中招标监督管理委员会,市医疗机构药品集中招标管理委员会,甲方和乙方各一份。

甲方(盖章)　甲方代表(签字)

签订日期: 年　月　日

乙方(盖章)　乙方代表(签字)

签订日期: 年　月　日

药品购销合同(文本格式二)

合同编号:

供方:　　　签订时间: 年　月　日

需方:　　　签订地点:

一、药品品名、产地、规格及包装、单位、数量、单价、金额及交(提)货时间

药品品名	产地	规格及包装	单位	数量	单价(不含税价)	金额	交(提)货时间	备注
合计人民币 (大写)								
1. 质量要求: 2. 验收方式及提出异议期限: 3. 交提货地点、方式: 4. 运输方式、到达港站及费用负担: 5. 结算方式: 6. 违约责任: 7. 解决合同纠纷方式: 8. 其他约定事项:				供 方	单位(章) 地址: 电话: 传真: 邮编: 开户银行: 账号: 纳税人登记号: 法定代理人: 委托代理人:	需 方	单位(章) 地址: 电话: 传真: 邮编: 开户银行: 账号: 纳税人登记号: 法定代理人: 委托代理人:	

本合同经双方同意,并遵循国家食品药品监督管理总局《药品购销合同管理及调运责任划分办法》

有效期限: 年　月　日至　年　月　日

××省工商行政管理局监制

4-23 药品经营企业客户档案的建立考核　技能点编号：4-12

(1)任务描述

工作任务内容：某药品经营企业在湖南省有 28 个配送站，请你按照营销客户档案所应该包含的内容，设计客户营销档案登记表，并能准确从所给出的客户资料中录用信息。

湖南运通医药有限公司的客户资料：湖南中原医药有限公司是一家市级中型药品批发企业，坐落于长沙雨花区韶山路 483 号，营业面积 15 000 平方米，仓储面积 8 000 平方米，年经营规模 80 000 万元。在长沙市有 280 个三级分销商，遍布全市各县、市，经济实力雄厚；每月逢 8 按时付款，可选择银行承兑、电子转账和现金结算等多种货款计算方式，自 2005 年 8 月 29 日首次发生业务交易以来，每年的销售业务收入大增，从未发生过结款障碍；公司总经理鲁银先生大学文化，喜爱下棋、打网球等，家住公司宿舍，联系电话为 13907318866。公司采购联系人方军联系电话为 13807316882，公司销售负责人朱惠联系电话为 13673183583，公司财务人员覃清联系电话为 13908455967，公司开户行：中国工商银行雨花区支行铁道分理处，账号为 680755559057367。自发生业务往来以来，该公司一直未发生相关变更。

要求：按照营销客户档案所应该包含的内容，设计客户营销档案登记表，并能准确从所给出的客户资料中录用信息。

提交的相关材料：客户档案登记表。

(2)实施条件

表 4-23-1　药品经营企业客户档案的建立考核试题实施条件

项目	基本实施条件	备注
场地	50 平方米的教室一间。	必备
工具	客户资料一批，设计工具一套及报告纸数份。	必备
测评专家	每名考生配备一名考评员。考评员要求具备至少一年以上从事药品营销工作经历或为国家职业技能鉴定考评员。	必备

(3)考核时量

30 分钟。

(4)评价标准

抽查项目的评价包括两个方面，总分为 100 分。其中，职业素养与操作规范占该项目总分的 20%，技能占该项目总分的 80%。职业素养与操作规范、技能两项均需合格，总成绩才评定为合格。

表 4-23-2　药品经营企业客户档案的建立考核试题评价标准

评价内容	分值	考核点及评分细则
职业素养与操作规范	5	服装整洁、体态端庄大方、面带微笑、给人以亲切感得 5 分；
	10	普通话标准、语言明晰、逻辑准确、肢体语言恰当得 10 分；
	5	条理清楚、卷面整洁、完整得 5 分。

续表

评价内容		分值	考核点及评分细则
技能80分	客户营销档案登记表的设计	60	表格设计美观得10分； 客户基本资料完整得10分； 采购负责人资料完整得10分； 客户营业情况资料完整得10分； 有客户变更登记设计得20分。
	客户营销档案登记表的填写	20	认真填写相关信息,没有错项得10分； 认真填写相关信息,没有缺项、漏项得5分； 认真填写相关信息,没有涂改或涂改有印章得5分。

附：参考标准表：

客户档案登记表

客户名称			开户行及基本账户		
营业地址			付款日期		
营业面积			付款方式		
负责人情况	文化程度		日期	搜集变更资料	登记事项
	住址				
	个人爱好				
	电话手机				
采购联系人			变更及其他登记		
营业人员					
结款人员					
传真					
开始交易日期					
营业概况	营业状况				
	信用状况				
	经济实力				
	销售网络				

4-24 药品生产企业客户档案的建立考核 技能点编号：4-12

(1)任务描述

工作任务内容：某药品生产企业在湖南有6家一级经销商,320家二级经销商,11 228家终端客户。请你按照营销客户档案所应该包含的内容,设计客户营销档案登记表,并能准确从所给出的客户资料中录用信息。

湖南神州制药有限公司的客户资料：湖南运通医药有限公司是一家省级大型药品批发企业,坐落于长沙岳麓山开发区阳光大道356号,营业面积25 000平方米,仓储面积12 000平方米,年经营规模380 000万元。在湖南省有28个配送站,遍布全省各地、州、市,经济实力雄厚；每月逢5按时付款，可选择银行承兑、电子转账和现金结算等多种货款计算方式，自2000年3月10日首次发生业务交易以来，每年的销售业务收入大增，从未发生过结款障碍；公司总经理刘封先生在业界素有儒商之称，MBA研究生毕业，喜爱看书、旅游等，家住公司宿舍，联系电话为13907318899，公司采购联系人谈严联系电话为13807316688，公司销售负责人高惠联系电话为13773115358，公司财务人员何清联系电话为13808455599，公司开户行：中国工商银行岳麓区支行麓谷分理处，账号为680788889056326。自发生业务往来以来，该公司一直未发生相关变更。

要求：按照营销客户档案所应该包含的内容，设计客户营销档案登记表，并能准确从所给出的客户资料中录用信息。

提交的相关材料：客户档案登记表。

(2) 实施条件

表4-24-1　药品生产企业客户档案的建立考核试题实施条件

项目	基本实施条件	备注
场地	50平方米的教室一间。	必备
工具	客户资料一批，设计工具一套及报告纸数份。	必备
测评专家	每名考生配备一名考评员。考评员要求具备至少一年以上从事药品营销工作经历或为国家职业技能鉴定考评员。	必备

(3) 考核时量

30分钟。

(4) 评价标准

抽查项目的评价包括两个方面，总分为100分。其中，职业素养与操作规范占该项目总分的20%，技能占该项目总分的80%。职业素养与操作规范、技能两项均需合格，总成绩才评定为合格。

表4-24-2　药品生产企业客户档案的建立考核试题评价标准

评价内容		分值	考核点及评分细则
职业素养与操作规范		5	服装整洁、体态端庄大方、面带微笑、给人以亲切感得5分。
		10	普通话标准、语言明晰、逻辑准确、肢体语言恰当得10分。
		5	条理清楚、卷面整洁、完整得5分。
技能80分	客户营销档案登记表的设计	60	表格设计美观得10分； 客户基本资料完整得10分； 采购负责人资料完整得10分； 客户营业情况资料完整得10分； 有客户变更登记设计得20分。
	客户营销档案登记表的填写	20	认真填写相关信息，没有错项得10分； 认真填写相关信息，没有缺项、漏项得5分； 认真填写相关信息，没有涂改或涂改有印章得5分。

附：参考标准表：

客户档案登记表

			开户行及基本账户	
客户名称				
营业地址			付款日期	
营业面积			付款方式	
负责人情况	文化程度		日期	搜集变更资料	登记事项
	住址				
	个人爱好				
	电话手机				
采购联系人			变更及其他登记		
营业人员					
结款人员					
传真					
开始交易日期					
营业概况	营业状况				
	信用状况				
	经济实力				
	销售网络				

后 记

为完善职业院校人才培养水平评价制度,全面提升我省高职院校人才培养水平,根据湖南省教育厅《关于职业院校学生专业技能抽查考试标准开发项目申报工作的通知》(湘教通〔2010〕238号)"科学性、发展性、可操作性、规范性"的要求,我们编著了《湖南省高等职业院校学生专业技能抽查标准与题库·药学》一书。

标准与题库开发前期,参加编著的全体人员深入相关企业、学校调研,详细了解了各学校药学专业的培养定位、岗位面向、实习实训条件,认真分析了岗位综合职业能力和职业素养要求,历经标准起草、意见征询、修改论证、题库开发、试题测试等过程,最终确定了本专业通用的、最基本的四大核心技能模块:基础模块、药学服务、制剂生产与检验、药品营销;以真实的任务(项目)为载体,设计了抽测项目,明确了各抽测项目的素养要求,设计了相应的评价标准。技能抽测结果评判既关注学生的操作技能,又关注职业精神与操作规范;以抽查标准为依据,建成了127个题目的专业技能抽查题库。

主要参与抽查标准与题库编著的有:湖南科技职业学院杨栋梁、周金彩,湖南化工职业技术学院兰立新,湖南食品药品职业学院叶云华、王晓娟,岳阳职业技术学院凌伯勋、陈双秀,邵阳职业技术学院李亚贵,永州职业技术学院蒋爱民、王文渊,湖南环境生物职业技术学院蔡岳华、戴文建,湘潭职业技术学院吴梅青,湖南中医药高等专科学校陈斌,湖南金健药业有限责任公司肖汉族,洞庭药业股份有限公司郭伟,康尔佳药业集团易志红,三金集团湖南三金制药有限责任公司李春,康普药业股份有限公司吴健民,常德市医药行业协会杨祖平,常德市食品药品检验所贺云彪。在本书编著过程中,还得到了上述8家学院其他专业教师的协助和指导帮助,以及湖南省教育厅王健副厅长以及教育厅职成处、湖南省教科院职成所领导的精心指导,在此一并表示衷心的感谢!

由于水平有限,书中存在的疏漏和不足在所难免,热忱期待专家、读者批评指正。

编著者

2015年6月